Ulrich Arndt

Edelstein-Essenzen

Ulrich Arndt

Schätze der Alchemie

Edelstein-Essenzen

Lebenselixiere nach den Lehren von Alchemie und Ayurveda

HANS-NIETSCH-VERLAG

Die in diesem Buch vorgestellten Informationen sind sorgfältig recherchiert und werden nach bestem Wissen und Gewissen weitergegeben. Krankheiten und Krankheitssymptome sind hier genannt, um ein ganzheitliches Verständnis des Menschen zu ermöglichen. Keinesfalls soll der Besuch bei einem Arzt oder Heilpraktiker ersetzt werden. Daher übernehmen Autor und Verlag keine Haftung für Ansprüche, die im Zusammenhang mit der Anwendung oder Verwertung der Angaben in diesem Buch geltend gemacht werden.

Neuauflage März 2014

2. Auflage November 2017

Lektorat: Hans Nietsch
Layout und Satz: Kurt Liebig
Covergestaltung: Peter Krafft
Druck: SOWA Sp. z o.o., Warszawa/Polen

Hans-Nietsch-Verlag
Schauinslandstr. 136 h
D-79100 Freiburg

www.nietsch.de
info@nietsch.de

ISBN: 978-3-86264-269-7

Inhalt

Vorwort

von Prof. Dr. med. Manfred M. Junius

Seit vielen Jahrtausenden, solange wie der Mensch seine Umwelt und sich selbst ergründet, üben Edelsteine eine große Faszination auf ihn aus. Und ebenso lange werden die Edelsteine auch für Heilung und religiöse, kultische und spirituelle Zwecke verwendet. Dabei können sie höchst erstaunliche Wirkungen entfalten.

Die Edelsteine wurden chemisch und kristallographisch eingehend erforscht, aber keine chemische und keine physikalische Analyse konnte ihre Geheimnisse enthüllen: Warum kann simpler Kohlenstoff zu einem strahlenden Diamanten werden? Welche Kräfte verbergen sich wirklich in den Edelsteinen?

Auch heute noch ziehen uns diese kostbaren Geschenke der Erde und des Kosmos durch ihre besondere Schönheit in den Bann. Deshalb wird eine große Vielzahl unterschiedlichster, wunderschöner Schmuckstücke aus ihnen hergestellt.

Wegen ihrer besonderen Kräfte werden sie aber auch heute nicht nur als Schmucksteine verwendet. Aus ihnen werden Amulette und Talismane gefertigt. Und sie werden als Heilsteine genutzt, deren vielfältige energetisch-therapeutische und spirituelle Wirkung immer weiter erforscht wird. Diese Suche nach dem Geheimnis der Edelsteine währt seit Jahrtausenden.

Alle Hochkulturen unserer Welt bemühten und bemühen sich darum, die heilenden Kräfte der Edelsteine zu enträtseln und nutzbar zu machen - in den Hochkulturen Asiens ebenso wie in der europäischen Antike und im alten Ägypten. Die Indianer Nord- und Südamerikas wissen um die besonderen Heilwirkungen der Kristalle ebenso wie die Schamanen Sibiriens und die Völker Afrikas und Ozeaniens. Die bekannte Heilkundige des Mittelalters Hildegard von Bingen berichtet in ihren Schriften darüber. Und Astrologen in allen Zeiten haben das Tragen individuell ausgewählter Edelsteine empfohlen, damit man die bei Geburt angelegten Potentiale besser nutzen kann.

Im indischen Kulturraum beschäftigte sich die jahrtausendealte ayurvedische Medizin besonders intensiv mit den Heilkräften der

Edelsteine. Verschiedene Anwendungsformen wurden entwickelt: vom einfachen Tragen eines ausgewählten Steins und der Herstellung von Edelstein-Aschen bis hin zur Gewinnung höchst außergewöhnlicher Edelstein-Essenzen. Das Wissen um die Herstellung derartiger Essenzen wurde von Alchemisten in Ost und West über viele tausend Jahre hinweg erarbeitet und in mündlicher Form oder verschlüsselt in symbolischen Bildern weitergegeben.

Dieses verschlüsselte Wissen der Alchemie wird jetzt erstmals in diesem Buch in allgemein verständlicher Form enthüllt. Und Achim Stockhardt, wissenschaftlicher Mitarbeiter des berühmten Labors von Alexander von Bernus in Donauwörth und Inhaber der alchemistischen Firma „Solitaire Lab. Network", gelang es, die praktische Herstellung zu enträtseln. Stockhardt gehört zweifellos zu den bedeutendsten Spagyrikern und Alchemisten der Gegenwart. Bereits sein Vorgänger im Donauwörther Labor, Marino Lazzaroni, widmete der alchemistischen Erforschung der Edelsteine viel Zeit. Kein anderer wäre mehr berufen, Lazzaronis Forschungen und die Arbeiten vieler anderer Alchemisten fortzuführen, als Achim Stockhardt. Wir verdanken ihm bereits viele wertvolle Erkenntnisse auf dem Gebiet der metallischen und mineralischen Alchemie. Nun lässt er uns nach Jahren der Forschung an den Geheimnissen der Edelstein-Essenzen teilnehmen. Möge dieses Buch einen weiteren Schritt echter Erkenntnis bilden und vielen Menschen die kosmischen Heilkräfte der Edelsteine näher bringen.

Prof. Dr. med. Manfred Junius
Dekan der Fakultät für Ayurvedische Medizin
Australasian Academy of Natural Medicine, Adelaide

Vorwort des Autors

Es waren die berühmten „Zu-Fälle“, die dieses Buch ermöglicht haben. Jene Fügungen, die erst im Nachhinein als eine sinnvolle Kette einzelner Schritte erscheinen. Und dennoch waren sie alle unbedingt notwendig, damit das viele Jahrhunderte lang verstreute und geheim gehaltene Wissen um die Wirkung der Edelsteine und Planeten, um die alchemistischen Wandlungsphasen des menschlichen Energiekörpers und um die damit verbundene Rolle der Chakras hier wieder zu einem großen, umfassenden Gebäude zusammengefügt werden konnten.

Ohne die umfangreichen praktischen Erfahrungen des Alchemisten und Herstellers der Edelstein-Essenzen Achim Stockhardt und den Gedankenaustausch mit ihm hätte ich bei der Deutung alchemistischer Symbolbilder allerdings vielfach im Nebel der Spekulationen herumgestochert. Erst durch seine Bestätigungen aus der Praxis und aus seinen Studien heraus entstand die Sicherheit, dass sich alle Puzzleteile ganz zu Recht zu einem verblüffend einfachen Bild fügen. Deshalb gilt ihm mein ganz besonderer Dank. Und dass ich ihn vor über acht Jahren kennen gelernt habe, ist einer dieser freudigen notwendigen „Zufälle“ gewesen.

Die weiteren glücklichen Fügungen betreffen die einzelnen Wissensbausteine des Buches - angefangen von neuesten wissenschaftlichen Entdeckungen zur Kundalini-Energie, zum Lichtkörper des Menschen und zu den pulsierenden elektromagnetischen Wirbelfeldern des Herzens bis hin zu den Theorien der Neutrino-Forschung und dem uralten Wissen der Heiligen Geometrie. Oft hatte ich das Glück, mit den Forschern selbst sprechen zu können - als Fachjournalist oder als Gründer des *LIFE*-TESTinstituts, eines „Netzwerkes“ zur Untersuchung von Produkten und Therapien auf ihre tatsächlichen bioenergetischen Wirkungen.

„Zufällig“ flatterten mir auch die nötigen Nachschlagewerke gleich ins Haus. Und „zufällig“ fielen mir aus unterschiedlichsten Quellen genau die richtigen Abbildungen aus der riesigen Zahl alchemistischer Symbolbilder in die Hände. Wie, das gäbe genügend Stoff für einen Kriminalroman.

Und „zufällig“ erhielt ich vom Freiburger Hans-Nietsch-Verlag den Auftrag, ein Handbuch für die Anwendung der Edelstein-Essenzen des Alchemisten Achim Stockhardt zu schreiben - ohne dass der Verlag wusste, dass gerade diese Essenzen und das zum Schluss des Buches beschriebene „Aurum Potabile“ (das legendäre Trinkgold der Alchemisten) ein verbindendes praktisches Exempel für all dieses Wissen sind. Dem Verleger gilt mein Dank für das Vertrauen, das er mir aufgrund eines einzigen Gesprächs beim Mittagessen und eines einseitigen Konzeptes entgegengebracht hat, ohne viel über meine Vorstellungen für ein solches Handbuch und den wirklichen Inhalt dieses Buches zu wissen.

Und nicht zuletzt gilt der Dank meiner Frau für ihre Unterstützung und Geduld in den vielen Stunden, in denen ich Bücher wälzte und gedanklich abwesend war.

Emmendingen, September 2001
Ulrich Arndt

Das Geheimnis von Alchemie und Ayurveda

Alchemie und Ayurveda, die westliche Mutter der modernen Wissenschaften und die östliche Gesundheitslehre, bergen ein gemeinsames Geheimnis: Das verborgene Wissen um die tiefere Quelle von Gesundheit, Bewusstseinsentwicklung und der „Wandlung zum Licht". Es ist das Wissen um die Kraft der Planeten und um deren tief gehenden Einfluss auf den Energie- und Lichtkörper des Menschen. Und es ist die über Jahrtausende gesammelte Erfahrung in der Anwendung spezieller Essenzen, die in einem mehrmonatigen Herstellungsprozess aus echten Edelsteinen gewonnen werden, indem diese auf mysteriöse Weise vollständig aufgelöst werden:

- „Die Medizin der Maharadschas" wurden die alchemistischen Edelstein-Essenzen früher in Indien genannt.
- „Das Licht der Planeten" stellen die Edelstein-Essenzen für die Alchemisten dar.

Alchemie ist die letzte der Universalwissenschaften. Bis ins 18. Jhd. war sie anerkannte und sogar höchste Form der Naturerkenntnis und zugleich mystische Geheimlehre. Ihre Ursprünge reichen bis ins Ägypten der Pharaonen zurück.

Erstmals wird hier das geheime Wissen der Alchemie um die Verbindung der Chakras mit den Planetenkräften enthüllt - nicht, wie sonst in alchemistischen Schriften üblich, in Form verschlüsselter Symbole und versteckter Anspielungen. Vielmehr machen ausführliche Erläuterungen und Beispiele klar, dass in der Alchemie ein für Therapeuten und an persönlicher und spiritueller Entwicklung Interessierte unschätzbares Wissen bewahrt wurde: Die Kenntnis um die Resonanz-Beziehungen der Chakras zu den Planetenschwingungen.

Ayurveda heißt im Indischen „Wissen vom Leben". Die ganzheitliche Gesundheitslehre beruht auf altvedischem Wissen, das vor rund 2000 Jahren erstmals aufgezeichnet wurde.

Und das Wissen, wie sich diese Verbindungen der Chakras zu den Planeten je nach Gesundheitszustand, Persönlichkeitsentwicklung und geistig-spirituellem Entwicklungsstand (den alchemistischen Wandlungsphasen des Nigredo, Albedo und Rubedo) verändern.

Mit Hilfe dieses Wissens können energetische Behandlungen und spirituelle Entwicklung gezielter als bisher unterstützt werden. Dazu steht mit den alchemistisch-ayurvedischen Edelstein-

Essenzen erstmals auch wieder eines der wichtigsten Hilfsmittel der Alchemisten für diese Zwecke zur Verfügung.

Und „nebenbei" wird offenbar: Die teilweise beträchtlich voneinander abweichenden Zuordnungen der Chakras und Organe zu Planeten, Farben und Edelsteinen in westlichen und östlichen Lehren sind in Wahrheit nur zwei Seiten einer Medaille. Sie beschreiben verschiedene Phasen des gleichen mehrstufigen Entwicklungsprozesses: „Weg zum Licht", „Lichtkörper-Prozess", „Erleuchtung", „Aufstieg des Adam", „Rubedo-Stufe", das „Große Werk" und viele andere Namen wurden ihm gegeben. Gemeint ist die schrittweise Erhöhung des Schwingungszustands der Materie zum Licht.

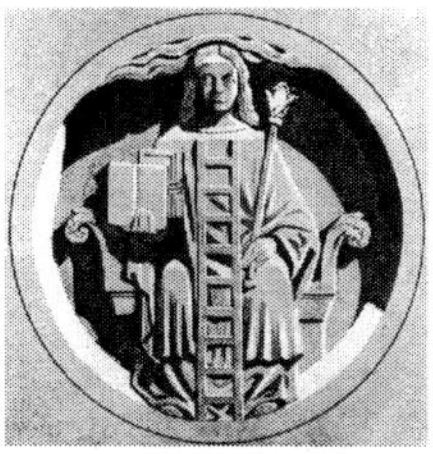

Eines von zwölf Reliefs am Hauptportal der Kathedrale Notre-Dame in Paris aus dem späten 13. Jhd. Der berühmte Alchemist Fulcanelli sieht in der Frauengestalt die Verkörperung der Alchimia – mit dem Haupt im Himmel, der neunstufigen Leiter, die zur himmlischen Weisheit führt, und einem offenen und einem geschlossenen Buch in ihrer Rechten als Symbole der exoterischen, geöffneten und der esoterischen, der verborgenen Seite der alchemistischen Lehre.

Das Licht der Planeten

„Alchemie ist nichts anderes als eine schrittweise Erhöhung des Schwingungszustands", betont Frater Albertus, der bekannte Alchemist des 20. Jahrhunderts Albert Richard Riedel (1911–1984; in: *Alchemist's Handbook*). In der indischen Tradition spricht man ganz ähnlich von „verschiedenen Existenzebenen der Wesen, die nichts anderes sind als die verschiedenen Vibrationszustände und Manifestationen des Pranas", also der Lebensenergie (Swami Narayanananda, *Primal Power*). Aber welche Art von Lebensenergie, Schwingung und Vibration ist hier gemeint?

Um die Bedeutung der Sonnenstrahlen weiß heute jeder. „Licht ist Leben" wurde zum geflügelten Wort. Ohne Licht würden weder die Pflanzen gedeihen noch wir. Und doch bekommen viele Menschen zu wenig davon. Krankheiten wie Depressionen, Haarausfall, Knochenschwäche (Osteoporose) und Immunschwäche, die allein schon durch Lichtmangel bei zu langem Aufenthalt in geschlossenen Räumen entstehen können, werden durch verschiedene Formen von Licht-Bestrahlung vielfach gelindert.

Weniger bekannt ist: So wie unser Körper das sichtbare Licht der Sonne braucht, benötigt das menschliche Energiesystem, unsere Seele und unser Geist, das unsichtbare „kosmische Licht". Und wie der Körper so reagieren auch Geist und Seele auf eine solche „kosmische Lichttherapie" mit Heilung und Harmonisierung. Mehr noch: Auch die Entwicklung der Persönlichkeit und des Bewusstseins kann dadurch gefördert und harmonisiert werden.

Was aber verbirgt sich hinter dem „kosmischen Licht"? Dazu gehören die „Spherics", die elektromagnetischen Vibrationen von

Atmosphäre und Erde (bekannt als ELF-Wellen, deren stärkste die Schumann-Welle ist), Einflüsse des Erd-Magnetfeldes und der Gravitation.

Mindestens ebenso wichtig aber ist das „kosmische Licht der Planeten". Nach den Überlieferungen von Ayurveda und Alchemie erschaffen erst ihre Strahlen die gesamte materielle Schöpfung. Die Planetenwellen erzeugen das Mineralreich, die Pflanzen und die Menschen. Alles auf der Erde besteht aus verschiedenen Mischungen der Planetenwellen, und alles wird von ihren ständigen Vibrationen durchdrungen. Gesundheit und Krankheit ist ebenso ein Ausdruck der Harmonie oder Disharmonie ihrer Wirkungen in uns wie die Entwicklung besonderer Geisteskräfte - z.B. eine hohe Kreativität und Intuition, außergewöhnliches Charisma und das Vermögen zu tiefer gehender Erkenntnis und Einsicht in übergeordnete Zusammenhänge. In vielen Situationen ist der Mensch - ohne es zu wissen - den Planetenkräften hilflos ausgeliefert. Doch das muss nicht sein! Werden einzelne Planetenenergien im Menschen z.B. durch intensive Energie- und Körperarbeit gestärkt, hat das spürbare Auswirkung auf sein Energiesystem, und sogar insgesamt auf Körper, Geist und Seele des Menschen. Ebenso können die Planetenkräfte aber auch auf einfache Weise gezielt mit Hilfe alchemistisch-ayurvedischer Edelstein-Essenzen aktiviert werden.

ELF-Wellen ist die Abkürzung für extrem-langsame Frequenzen, die allesamt im Bereich der Gehirnwellen liegen. Durch Blitze angeregte ELFs heißen Spherics. ELFs beeinflussen auf vielfältige Weise den Organismus - manche Menschen nehmen sie als Wetterfühligkeit wahr.

Planetenwellen sind heute auch der Wissenschaft bekannt: als elektromagnetische Wellen und bestimmte Neutrino-Strahlungen.

Die Planeten im Ayurveda

Nach altindischen Schriften stellen die Strahlen der Planeten den „Baustoff" unserer Welt dar. Sie sind „der Körper" Bhuvanakosas, des Herrn der Herren, des universellen Großvaters, Schöpfers der Zeit und damit des Seins: „Die Strahlen, aus denen sein Körper besteht, sind allgegenwärtig und erleuchten die grenzenlosen Welten im Universum, und unter ihnen sind sieben die besten und die höchsten, denn sie formen die Grundsubstanz der sieben Planeten." So berichtet das im 1. Jahrhundert v. Chr. auf Basis älterer Texte niedergeschriebene *Kurma Purana* (Kap. 43, 1-2).

Gemeint sind die sieben Planeten des Altertums: Saturn, Jupiter, Mars, Venus und Merkur sowie Sonne und Mond, die ebenfalls dazugerechnet wurden. Sie werden als Verdichtung der sieben kosmischen Strahlen angesehen und senden diese Strahlen zugleich in besonders reiner Form wieder aus. Diese Strahlen werden auch

Planeten und ihre Farben
im Ayurveda:

Saturn	Violett
Venus	Indigo
Jupiter	Blau
Merkur	Grün
Mars	Gelb
Mond	Orange
Sonne	Rot

als „kosmischer Regenbogen" bezeichnet, und jedem der Planeten wird eine der sieben Farben des Regenbogens zugeordnet. „Aus diesen sieben Planetenstrahlen verdichten sich dann die fünf Elemente Erde, Wasser, Feuer, Luft und Äther, die wiederum die materielle Welt aufbauen", erklärt Dr. Benoytosh Bhattacharyya, der Mitte des letzten Jahrhunderts die Edelstein-Therapie in Indien wieder bekannt gemacht hat. Das mittlerweile im Westen populär gewordene Gesundheitssystem des Ayurveda beruht auf diesen fünf Elementen. Denn die drei Grundkräfte im Menschen, die sogenannten Tridoshas Vata, Kapha und Pitta, sind nichts anderes als verschiedene Zusammensetzungen der aus den Planetenkräften entstandenen fünf Elemente.

- *Pitta* repräsentiert das Feurige. Es wurde aus dem feinstofflichen Element Feuer gebildet und stellt eine Mischung von Sonne und Mars (roter und gelber Farbstrahl) dar. (In manchen ayurvedischen Schriften gilt Pitta auch als Kombination von Feuer und Wasser.)
- *Kapha* steht für das Mineralisch-Wässrige und entstand aus einer Verbindung der Elemente Wasser und Erde. Kapha gilt als eine Mischung der Planeten-Farbstrahlen von Mond, Venus und Merkur (Orange, Indigo und Grün).
- *Vata* gilt als das neutrale und bewegliche Prinzip von Luft und Äther. Es stammt aus einer Verbindung von Jupiter und Saturn (Blau und Violett).

Pitta, Kapha, Vata
sind nach dem Ayurveda die drei Grundkräfte im Menschen.
Sie entstehen aus verschiedenen Mischungen des Planeten-Lichts.

Nach esoterischer Tradition kommt Merkur eine weitere Rolle zu: Als Regent aller wässriger Lösungen - angefangen von den Alkoholen, den „geistigen Merkuren", bis zu den Salzlösungen des Meerwassers und den Körpersäften im Menschen - ist er an der Bildung des Kapha-Prinzips beteiligt. Als Vermittler energetischer und geistiger Wirkungen ist der Merkur - gewissermaßen als „Götterbote" - aber auch an der Entstehung des Vata-Prinzips beteiligt.

Jeder Mensch hat nun eine für ihn typische Mischung von Vata, Kapha und Pitta. Dominiert eines der Tridoshas zu stark oder treten größere Abweichungen von dieser individuellen Mischung auf, so ist eine (oder mehrere) der jeweils zugeordneten Planetenkräfte zu intensiv. Damit beruht also das körperliche, geistige und seelische Wohlbefinden des Menschen letztlich auf nichts anderem als auf den sieben kosmischen Strahlen der Planeten und deren harmonischem Verhältnis untereinander.

Die drei weiteren, erst in jüngerer Zeit entdeckten Planeten Uranus (1781), Neptun (1846) und Pluto (1930) werden als höhere Oktave der drei sonnennahen Planeten angesehen - d.h., sie verstärken deren höherschwingende Anteile. Ihre Planetenkräfte sind also in den klassischen Planeten und damit auch in den Doshas enthalten. So gilt Uranus als höhere Oktave von Merkur, Neptun von Venus und Pluto von Mars.

Das „Sieben-Gestirn" der Alchemie

Ebenso bedeutsam sind die sieben klassischen Planeten in der Alchemie. Ihren Überlieferungen zufolge wird das noch undifferenzierte göttliche Licht, von den Planeten wie in einer Art Prisma in sieben Strahlen zerlegt, aus denen sich die Welt aufbaut - angefangen von den Elementarkräften bis hin zur Materie. Das göttliche Licht wird den alchemistischen Schriften zufolge von der „Luft" zu den Planeten übertragen. Damit meinen sie jedoch nicht das Element Luft, sondern das ihnen heilige fünfte Element: den Äther. Schon bei Platon und nach ihm in der hermetischen Philosophie, die die Alchemie stark beeinflusst hat, galt das Element Äther als das unnennbare göttliche Prinzip. (Derartige Doppelbedeutungen eines Wortes und Verschlüsselungen in alchemistischen Texten sollten das Verstehen für Uneingeweihte bewusst erschweren.)

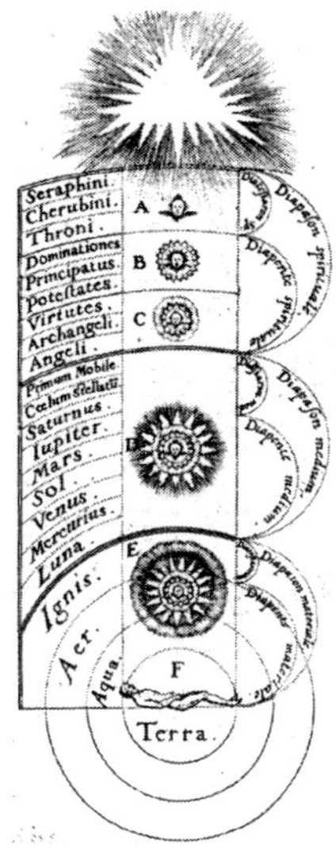

Aus dem Göttlichen Lichtdreieck wandert das Licht über die geistigen Sphären der neun Engelwesen zu den sieben Planeten, dann verdichtet es sich zu den vier Elementen. Der Mensch aber kann an allen diesen Sphären teilhaben.

Die sieben Planetenstrahlen erzeugen als Erstes die vier Elemente Feuer, Wasser, Erde und Luft. Nach ihrer Entstehung verdichten sich die Planeten-Farbstrahlen weiter und bilden drei verschiedene Qualitäten aus: Ähnlich wie im Ayurveda formen sie dabei ein feuriges, ein neutrales und ein mineralisch-wässriges Prinzip. In der Alchemie heißen sie:

- *Sulfur* - das feurige Prinzip. Ihm werden die drei „solaren" Gestirne Sonne, Mars und Venus zugeordnet.
- *Sal* (Salz) - dieses Prinzip repräsentiert das Mineralisch-Wässrige. Im Wasser sind stets Mineralien und Salze gelöst, sie sind das Sal-Prinzip, das sich bei der Verdunstung zeigt. Dem Sal steht die „lunare" Planeten-Triade aus Mond, Jupiter und Saturn zur Seite.
- *Mercurius* - das neutrale vermittelnde Prinzip, wird dem Planeten Merkur zugeordnet. Er gilt als Verbindung, als „Kind" von Sonne und Mond.

Sal, Sulfur, Mercurius, die drei Grundprinzipien der Alchemie, werden aus Mischungen der sieben Planetenwellen gebildet. Sie repräsentieren zugleich Körper, Geist und Seele.

Wie im Ayurveda greifen in der Alchemie plakative Zuordnungen des Sal-Prinzips zum Mineralischen und damit Festen zu kurz. So ist ein wesentliches Kennzeichen aller Flüssigkeiten, dass sie eine Vielzahl gelöster Substanzen enthalten. So haben sie nicht nur einen vermittelnden Charakter (Mercurius-Prinzip), sondern auch einen salischen. Daher findet man das Sal-Prinzip im Menschen auch nicht nur in den Knochen und festen Substanzen, sondern auch in Blut und Zellflüssigkeiten.

Mit Sal, Sulfur und Mercurius wird in der Alchemie auch die Dreiheit von Körper (Sal), Seele (Sulfur) und Geist (Mercurius) gekennzeichnet. So wird nach alchemistischer Vorstellung der Mensch - ähnlich wie im Ayurveda - in mehrfacher Weise von den Planetenstrahlen durchdrungen. Planeten, Elemente und die drei Prinzipien können zudem jeweils typischen Krankheiten, charakterlichen und seelischen Qualitäten sowie bestimmten Körperregionen zugeordnet werden. Auch Pflanzen, Metalle und Edelsteine besitzen gleiche innere oder äußere Merkmale wie die sieben Planeten.

Das Wissen um derartige „Verwandtschaften" ist in der sogenannten Signaturenlehre zusammengefasst. Als deren Begründer gilt Hermes Trismegistos. So bezeichneten die alten Griechen den ägyptischen Gott Thot, den Lehrer der Isis, Erfinder der Schrift, Musik und Astrologie und Gott der Zauberei. Er gilt als Verfasser der „Tabula smaragdina" (zu deutsch: „Smaragdtafel"), die als Grundtext der westlichen Mystik und Geheimwissenschaften sowie der Alchemie geschätzt wird. In ihr finden sich Kernsätze auch der Signaturenlehre wie etwa das bekannte „Wie oben, so auch unten".

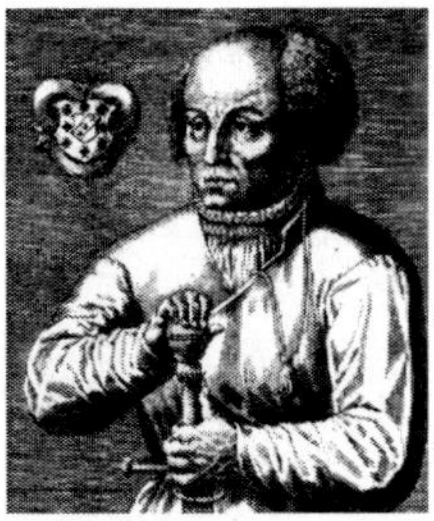

Paracelsus - der berühmte Arzt des Mittelalters gilt als Begründer der modernen Medizin. Zugleich ist er aber auch einer der bekanntesten Alchemisten überhaupt.

Im Mittelalter baute der berühmte Alchemist und Arzt Paracelsus (1493–1541) die Lehre aus und wies zugleich auf ihren viel älteren, antiken Ursprung hin: „Also haben nun auch die alten Philosophen die sieben Metalle mit den sieben Planeten verglichen und diese in Figuren, Bildern und Schriften (...) gesetzt (...) und das haben sie der Magie nach recht getroffen, deshalb wird es noch auf diesen Tag so gehalten." (Paracelsus, *Werke*, Band IV, Seite 335)

Die antiken Philosophen Griechenlands wiederum schöpften aus ägyptischen Quellen, Überlieferungen der Chaldäer (die babylonisch-assyrische Stammesgruppe der Aramäer, die im Gebiet des heutigen Südirak siedelte) und vermutlich auch aus indischen Quellen.

Die drei Grundprinzipien und die sie erzeugenden Planeten

Zwischen Alchemie und Ayurveda bestehen viele Parallelen, jedoch auch beträchtliche Unterschiede - beispielsweise in der Zuordnung der Planeten zu den Elementen und Prinzipien.

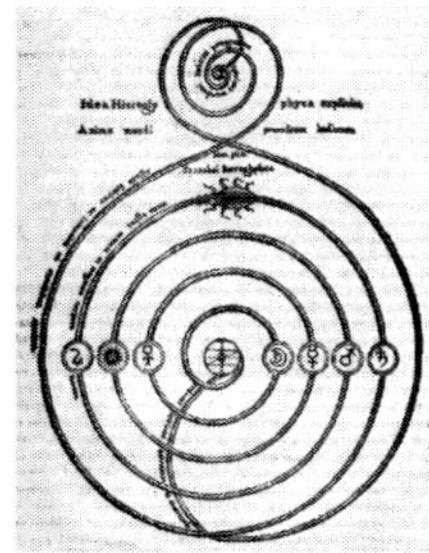

Der Skarabäus als Symbol des Weltgeistes windet sich in spiraligem Lauf immer tiefer ins Körperhafte - vom oberen unsichtbaren Zentrum über Saturn, Jupiter, Mars Sonne, Merkur, Venus und Mond bis zur Erde in der Mitte. Und von dort steigt er wieder auf ins geistige Zentrum - eine stete doppelspiralige Schöpfung.

Grundprinzipien der Alchemie

Prinzip	Elemente	erzeugende Planeten
Sal	Wasser-Erde	Mond, Jupiter, Saturn
Sulfur	Feuer	Sonne, Mars, Venus
Mercurius	Luft (Äther)	Merkur

Grundprinzipien des Ayurveda

Prinzip	Elemente	erzeugende Planeten
Kapha	Wasser-Erde	Mond, Venus, Merkur
Pitta	Feuer	Sonne, Mars
Vata	Luft-Äther	Jupiter, Saturn

Diese Widersprüche bestehen jedoch nur auf den ersten Blick, auf der Ebene der öffentlichen (exoterischen) Lehre. Hingegen existiert nach geheimen (esoterischen) alchemistisch-ayurvedischen Überlieferungen ein verborgener Zusammenhang zwischen beiden Planetensystemen. Diese Verbindung ist der Schlüssel zum Geheimnis des menschlichen Lichtkörpers und der energetischen und geistigen Entwicklung des Menschen, die heute auch als „Lichtkörper-Prozess“ bezeichnet wird.

Das in der symbolischen Sprache der alchemistischen Bilder verborgene Wissen enthüllt den Weg zur „Durch-Lichtung“ des Menschen - ein Weg, der über wechselnde Resonanzen mit den Planeten verläuft und daher durch gezielte Zufuhr bestimmter Planetenkräfte unterstützt werden kann. Entscheidend für diesen Prozess ist nämlich, welches der sieben Chakras mit welchem der sieben Planeten in Verbindung steht und welche der verschiedenen Schwingungen eines Planeten das Chakra dabei „auffangen“

und für seinen „Licht-Stoffwechsel" nutzen kann. Die „Verwandlung zum Licht", die dabei erfolgt, bildet die Grundlage für das, was man im indischen Kulturraum „Erweckung der Kundalini-Energie" und im Christentum „Erleuchtung" oder den „Aufstieg Adams" nennt. Die Alchemisten bezeichnen diesen energetisch-geistigen Prozess als das Große Werk oder die Verwandlung von Blei in Gold im Menschen (dazu im Kapitel „Der Lichtkörper-Prozess"). Es ist der Weg zur schrittweisen Erhöhung des Schwingungszustandes.

Lichtkörper-Prozess wird das gezielte Erhöhen des Schwingungszustands des Menschen genannt. In der Alchemie wird er als „das Große Werk" oder die „Wandlung von Blei in Gold" bezeichnet – eine Wandlung, die sowohl praktisch im Labor als auch selbst am eigenen Leibe vollzogen werden soll.

Planeten als Ursache allen Übels in Körper, Geist und Seele

Die Planetenstrahlen können aber auch negative Wirkungen ausüben: „Jede Krankheit beginnt im Gestirn, und vom Gestirn dringt sie hernach in den Menschen. Das heißt also, womit der Himmel vorangeht, das beginnt sich im Menschen zu vollenden." (Paracelsus, *Werke*, Bd. I, S. 368) An anderer Stelle schrieb Paracelsus: „Ferner wird der Körper nur krank, wenn er von einem Gestirn entzündet wird." (*Werke*, Bd. I, S. 77)

Nach alchemistischer Vorstellung können die Planeten Übles bewirken, sobald ihre Kräfte disharmonisch einwirken oder in Bereichen des menschlichen Organismus dominant werden, wo sie nicht hingehören. Derartige Disharmonien mit den Planetenkräften beschrieb Paracelsus als eine „Unverträglichkeit" des menschlichen Astralkörpers (ein Teil des Energiekörpers) mit dem „Schweiß der Sterne", wodurch dann eine „Sterneninfektion" (also eine Erkrankung durch die Planeteneinflüsse) hervorgerufen werden kann. Die unterschiedlichsten Leiden in Körper, Geist und Seele sind die Folge.

Ursachen für Disharmonien der Planetenkräfte im Menschen können äußerlicher und innerer Natur sein:

- *Äußerliche Störungen* sind vor allem Umweltverschmutzung, Elektro- und Lichtsmog, Stress und insgesamt alle besonders unnatürlichen Lebensumstände, starke Umwelteinflüsse wie Wind, Nässe, Kälte und Hitze sowie bestimmte, auch aus der Astrologie bekannte Stellungen der Planeten zueinander.
- *Innerliche Ursachen* sind eine unbewusste Lebensführung und ungesunde Lebensweise – etwa mangelnde Bewusstheit und

Achtsamkeit, Gefühlskälte, fehlende Liebe und geringe spirituelle Orientierung oder mittelalterlich ausgedrückt die sieben Untugenden und Todsünden.

So entsteht also nicht nur jedes Ding aus einer Mischung der sieben Planetenstrahlen. Auch sein aktueller Zustand liegt in jeweils unterschiedlichen typischen Mischungen der Gestirnswellen begründet. Ebenso werden Eigenschaften und Charakter durch die Planetenschwingungen geprägt - egal, ob es sich dabei um eine Pflanze, einen Edelstein oder den Menschen handelt. „Es ist kein Ding (...), das nicht sieben Eigenschaften in sich hat; denn sie sind das Rad des Centrums" (das Rad der Planeten), betont der vom alchemistischen Denken stark beeinflusste Mystiker Jakob Böhme (1575-1624). Eine vergleichbare Vorstellung findet man in der Astrologie, wo aus der Stellung der Planeten im Geburtshoroskop auf den Charakter einer Person geschlossen wird.

Planetenkräfte: Die sieben Gestirne wirken auf Körper, Geist und Seele des Menschen. Positive Einflüsse führen zu den sieben Tugenden, negative zu den sieben Todsünden, und im Körper zu Gesundheit oder Krankheit der sieben Hauptorgane.

Auf körperlicher Ebene ordnet die Alchemie z.B. jedem der sieben Hauptorgane einen bestimmten dominanten Planeten zu: „Das Herz ist die Sonne (...) Ebenso ist der Mond dem Gehirn vergleichbar (...) Die Milz hat den gleichen Lauf wie Saturn (...) Die Galle entspricht dem Mars (...) Die Nieren haben die Art der Venus (...) Der Mercurius ist ein Planet, der der Lunge gleicht (...) Und Jupiter gleicht der Leber." (Paracelsus, *Werke*, Bd. I, S. 40) Zeigt sich ein Planet von seiner „üblen" Seite, d.h., ist seine Energie zu stark oder zu schwach für das jeweilige Organ, entstehen in diesem Körperbereich funktionelle Störungen und Krankheiten.

Die seelische und geistige Wirkung der sieben Gestirnskräfte drückt sich den traditionellen Beschreibungen zufolge im Positiven in Form der sieben Tugenden (Gerechtigkeit, Klugheit, Mäßigung, Tapferkeit, Glaube, Liebe und Hoffnung) aus, im Negativen als die sieben Todsünden (Hochmut, Zorn, Neid, Geiz, Völlerei, Unzucht und Trägheit des Herzens).

Auch die Chakras, die von den Alchemisten meist „Siegel" genannten sieben Hauptenergiezentren des Menschen, haben bestimmte Planeten-Zuordnungen. Herrscht hier ein Mangel oder Überschuss und werden dadurch andere Planeten für ein Chakra dominant, sind energetische Störungen und Blockaden die Folge. Das kann auf Dauer ebenfalls zu organischen und seelischen Störungen führen.

Siegel der Planeten nannten die Alchemisten die siebenChakras, die Hauptenergiezentren des Menschen. Sie befinden sich:

7. Chakra: Scheitel
6. Chakra: Stirn
5. Chakra: Hals
4. Chakra: Herz
3. Chakra: Oberbauch
2. Chakra: Unterbauch
1. Chakra: zwischen Steiß und Anus

Auch nach den Lehren des Ayurveda erhält die Harmonie der sieben Planetenkräfte den Menschen gesund. Ihre als Farbstrahlen symbolisierten Energiewellen sind in den sieben Körpersystemen des Menschen präsent: Sonne (Rot) in den Knochen, Mond (Orange) in Blut und Lymphen, Mars (Gelb) im Mark, Merkur (Grün) im Fleisch, Jupiter (Blau) in Fett und Drüsen, Venus (Indigo) in Sperma und dicker Lymphe und schließlich Saturn (Violett) im Nervensystem.

„Greifen chronische Krankheiten den Körper an, sind das erste darin verwickelte System die Nerven“, erklärt Ayurveda-Arzt Bhattacharyya in seinem Grundlagenwerk zur Edelstein-Therapie *(Edelstein-Therapie*, Kalkutta 1957). „Dicke Lymphe und Sperma sind danach betroffen. Es folgt die Verschlechterung des Fettsystems und der Drüsen, bis schließlich das Blutsystem und zuletzt das Knochensystem betroffen sind. So greifen die Krankheiten den Körper in der gleichen Reihenfolge an, wie die sieben Strahlen des Regenbogens angeordnet sind.“ Durch Zuführung des jeweiligen Planeten-Farblichts aber können die Störungen geheilt werden, denn die tiefere Ursache jeder Krankheit ist nicht eine körperliche, sondern eine energetische Störung: ein Mangel oder eine Disharmonie des kosmischen Farblichts der Planeten.

Auch die sieben Chakras, die Hauptenergiezentren des Menschen, werden nach dem indischen Arzt durch die sieben kosmischen Strahlen des Regenbogens erhalten und genährt: „Solange die Chakras dadurch ihr Gleichgewicht behalten, bleiben auch die sieben Körpersysteme gesund.“ Da die sieben Chakras jeweils mit einem der großen Nervengeflechte und einer der sieben inneren (endokrinen) Drüsen,, in Verbindung stehen, regulieren die Planetenwellen letztlich den gesamten Körper. Sie sind gewissermaßen der übergeordnete Taktgeber des Organismus.

Die rätselhafte Kraft der Planeten

Hinweise darauf, dass die Planeten tatsächlich das irdische Leben beeinflussen, gibt es zur Genüge:

- Forstwissenschaftler stellten fest, dass Bäume sich nach dem Mondrhythmus ausdehnen und zusammenziehen.
- Am „Institut für Strömungswissenschaften“ in Herrischried im Schwarzwald bewies man, dass Flüssigkeiten - insbesondere

Wasser - bei den in der Astrologie berücksichtigten Planeten-Konstellationen jeweils unterschiedliche Wirbelmuster zeigen, also die innere Ordnung des Wassers verändert wird. (Schwenk, *Sensibles Chaos*)

- Russische Wissenschaftler berichten von Veränderungen in den Reaktionszeiten chemischer Prozesse bei einigen Planeten-Konstellationen.
- Und am „Biologischen Institut am Goetheanum", Dornach in der Schweiz, wurde in Kristallisations- und Steigbildern gezeigt, dass die Planeten verschiedene, jeweils typische Muster erzeugen, die denen der ihnen zugeordneten Metalle verblüffend ähnlich sind - ganz so wie es die oben erwähnte Signaturenlehre lehrt. (Kallisto, *Physiologischer Nachweis*)

Planeten-Antenne nennt man die Eigenschaft des Erdmagnetfeldes, Wellen anderer Planeten einfangen zu können. Jeder Planet mit Magnetfeld sendet und empfängt zugleich Wellen, die für seine Größe, Rotation und Beschaffenheit typisch sind. Die Erde ist eine exzellente Antenne, daher sind elektromagnetische Wellen aller sieben klassischen Planeten auf der Erdoberfläche messbar.

Auf welchem Wege aber können die weit entfernten Gestirne eine solche Wirkung ausüben? 1961 wurden an der Erdoberfläche extrem lange, regelmäßig schwingende elektromagnetische Wellen (zwischen 0,00166 Hz bis 5 Hz; Hz = Hertz = Schwingungen pro Sekunde) entdeckt. Bis dahin hatte man angenommen, dass die Ionosphäre unseres Planeten eine Sperrschicht für derartige kosmische Wellen bildet. Doch weit gefehlt: Vielmehr ist unsere Erde eine exzellente Antenne für derartige Signale, die beste „Planeten-Antenne" des gesamten Sonnensystems.

Heute weiß man nämlich, dass alle Planeten gigantische Sender elektromagnetischer Strahlung und zugleich Antennen dafür sind. Ihre Schwingungen wurden von Nasa-Sonden aufgezeichnet und in für das menschliche Ohr hörbare Frequenzen umgesetzt. Das verblüffende Ergebnis: Die Planeten erzeugen mehr oder weniger harmonische Klanggemische, sie „singen", ganz so wie es antike Philosophen behauptet haben. Nach Berechnungen von Otto Prestel, Begründer der Theorie der Planetenwellen, sind gerade die Sendeleistungen der sieben klassischen Planeten Saturn, Jupiter, Mars, Venus, Merkur, Mond und Sonne stark genug, um das Erdfeld anregen zu können. Ihre Sendefrequenzen aber liegen tatsächlich allesamt in diesem auf der Erdoberfläche gemessenen Bereich extrem langer Wellen (Prestel, *Planetenwellen*). Es ist nahezu unmöglich, sich diesen Wellen zu entziehen, denn sie durchdringen das Erdreich ebenso wie Glas, Holz und Beton. Das heißt, die Planeten setzen das irdische Magnetfeld und damit alles, was auf und in der Erde lebt, permanent in Schwingung - am stärksten dann, wenn das jeweilige Gestirn auf- oder untergeht (und wenn

Planeten-Gezeiten wird der verschieden starke, rhythmische Einfluss der Planeten auf die Erde genannt. Die stärkste Wirkung haben die sieben Planeten zum Zeitpunkt ihres Aufgangs und Zenits.

Theta- und Delta-Wellen des menschlichen Gehirns liegen im Frequenzbereich der Planetenwellen.

es im Zenit und im Nadir steht). Aus der Astrologie sind diese Zeitpunkte bestens bekannt: Sie sind nichts anderes als der Aszendent (Aufgangspunkt) und Deszendent (Untergangspunkt), von denen jeder sicherlich schon einmal etwas gehört hat.

Zu diesen, je nach Planet unterschiedlichen vier Zeitpunkten während eines Tages steht der Mensch am stärksten unter dem Einfluss der Planetenwellen. Wie sie ihre Kraft übertragen können, wird durch das Phänomen der Resonanz verständlich. Aus der Musik kennt jeder den Effekt: Zwei Stimmgabeln gleicher Tonhöhe bringen einander zum Mittönen, ohne sich berühren zu müssen. Sie verbinden sich per Resonanz. Vergleichbar ist es hier: Die Planetenwellen regen den menschlichen Organismus in mehrfacher Weise zum Mitschwingen an:

Erstens liegen unsere langsamsten Gehirnwellen, die sogenannten Delta- und Theta-Wellen, genau im Bereich der auf der Erde gemessenen extrem langsamen elektromagnetischen Wellen. Theta-Wellen (4–7 Hz) dominieren vor allem während tieferer Meditationszustände. Delta-Wellen (bis 3 Hz) treten insbesondere während des Tiefschlafs auf. Nach den Forschungen des Physikers und Psychologen Günter Haffelder vom privaten „Institut für Kommunikation und Bewusstseinsforschung“, Stuttgart, findet man sie aber auch bei bestimmten paranormalen Phänomenen wie Geistheilung, medialen Kontakten und anderen Psi-Aktivitäten.

Zweitens schwingt auch die Magen-Muskulatur ständig im Planeten-Takt. Der Rhythmus ihrer elektrischen Potential-Schwankungen (zwischen 0,02 und 0,25 Hz) liegt nämlich ebenfalls „auf gleicher Welle“ mit den Gestirnen. Was aber die Planeten unserem Gedärm und Hirn im Schlaf und bei Psi-Phänomene „erzählen“, ist noch völlig unklar.

Eine dritte und noch bedeutsamere Möglichkeit, wie die Planetenkräfte mit dem menschlichen Organismus in Kontakt treten können, wiederholt die beschriebene Übertragung der Gestirnswellen auf die Erde im Kleinen: Während das Feld der Erde durch die „Umarmung“ der extrem langen Planetenwellen in Schwingung versetzt wird, umfängt es selbst das menschliche Energiefeld und gibt den „Klang“ der Gestirne weiter. Dabei nehmen jene Bereiche den „Rhythmus“ besonders gut auf, die – vergleichbar einer Stimmgabel gleichen Tons – bereits von sich aus ähnlich schwingen: die sieben Haupt-Chakras.

In alten indischen Überlieferungen der Yogis und modernen Darstellungen von Grenzwissenschaftlern werden die sieben

Hauptenergiezentren des Menschen als unterschiedlich schnell pulsierende Wirbel beschrieben. In diesen Wirbeln bilden sich sogenannte „stehende" Wellen (Wellenberge und -täler, die den viel schnelleren Wirbelschwingungen überlagert sind und festzustehen scheinen). Sie wurden in Indien seit alters als „Blütenblätter" oder „Speichen" des „Chakra-Rades" bezeichnet. Dabei wird jedem Chakra traditionell eine andere Anzahl zugeschrieben, was auf eine unterschiedlich schnelle Drehung der Chakra-Wirbel und damit eine variierende Anzahl stehender Wellen schließen lässt.

Yogis und Alchemisten ordneten jedem der Chakra-Wirbel (von den Alchemisten „Siegel" oder „Tore" genannt) auch einen bestimmten Planeten zu. Für sie stand das jeweilige Energiezentrum also unter dem Einfluss des entsprechenden Gestirns. Vielleicht, weil sie erspürt haben, dass die Chakras in Resonanz mit den Planetenwellen stehen - bis hin zu jenen Schwingungsanteilen, die sich dem heute messbaren Bereich elektromagnetischer Strahlung entziehen.

Neutrinos sind hochenergetische, superschnelle Teilchen. Einige physikalische Theorien setzen sie mit dem „Äther" und der „freien Energie" gleich. Neutrinos können von Planeten und Sternen abgebremst werden, dann werden diese „Sonnen-Neutrinos", „Erd-Neutrinos" usw. genannt.

Vermutungen über derartige Wellen jenseits der normalen elektromagnetischen Strahlung gibt es bereits: Der Wirbel-Physiker und Neutrino-Forscher Prof. Konstantin Meyl, Fachhochschule Furtwangen, bezeichnet Planeten als Neutrinostrahler, also als Sender hochenergetischer Neutrino-Teilchen. Je nach Größe, Masse und innerem Aufbau des Planeten kann dieser die überall vorhandenen superschnellen kosmischen Neutrinos in unterschiedlicher Weise abbremsen.

Die Anzahl solcher kosmischer Teilchen ist nach den Theorien der Wissenschaftler gigantisch hoch: Zirka 60 Milliarden sausen pro Sekunde durch jeden Quadratzentimeter hindurch. Beim Durchgang durch die Planeten unseres Sonnensystems werden sie aber so weit verlangsamt, dass sie danach auch mit kleineren Körpern interagieren können. Einige werden dabei so stark abgebremst und verdichtet, dass sie sogar in Materie umgewandelt werden. Andere werden als langsamere sogenannte Planeten-Neutrinos wieder abgestrahlt (Meyl, *Umweltverträglichkeit*). Das wurde von Wissenschaftlern in Messungen in einer japanischen Mine und im russischen Baikalsee bewiesen. Allein von der Sonne fingen deutsche und russische Forscher immerhin alle zwei Sekunden ein Neutrino auf - und das, obwohl sie nur in einem winzig kleinen Ausschnitt des Neutrino-Spektrums messen konnten (ZDF-Expedition/Graichen, *Humboldts Erben*). Meyls Theorie und mathematischen Berechnungen zufolge, nutzt jede lebende

Zelle - egal, ob von Mensch, Tier oder Pflanze - ständig derartige von der Erde oder anderen Planeten abgebremste Neutrinos. Und sie sind, nach Meyl, auch nichts anderes als die geheimnisvollen, von dem berühmten Physiker Nikola Tesla (1856–1943) bereits vor rund 100 Jahren entdeckten Skalarwellen. Dem Erfinder des Drehstrommotors und anderer Grundlagen der Elektrotechnik war es schon damals gelungen, auf technischem Wege derartige Neutrinos einzufangen. Sie sind die viel gesuchte „freie Energie", die auch im „Lichtkörper-Prozess" eine gewichtige Rolle spielt.

Freie Energie in Form von Neutrinos nutzt jede lebende Zelle, meint der Physiker Prof. Konstantin Meyl. Vielleicht spielt ihre gesteigerte Nutzung beim Kundalini- und Lichtkörper-Prozess die entscheidende Rolle.

In seiner Neutrino-Theorie setzt Prof. Meyl „freie Energie" und Skalarwellen mit den Neutrinos gleich. Allerdings gibt es unter ihnen große Unterschiede, denn seinen Thesen zufolge umfassen sie ein riesiges Spektrum - vergleichbar der Bandbreite elektromagnetischer Strahlung, die von den langsamen ELF-Wellen und den Gehirn-Frequenzen über den Bereich der Radiowellen und des sichtbaren Lichts bis zur radioaktiven und kosmischen Strahlung reicht. So gibt es Neutrinos, die bei der normalen Nervenleitung eine Rolle spielen, und andere, die von den Zellen zur Energieversorgung genutzt werden. Es gibt superschnelle kosmische Neutrinos und langsamere Planeten-Neutrinos - und vermutlich können auch die vielzitierten Tachyonen, die Raumquanten und andere hypothetische Teilchen einmal als ein ganz bestimmter Schwingungsbereich im Neutrino-Spektrum identifiziert werden.

Die Theorie der Neutrinos und Skalarwellen

Neutrinos sind eines der beliebtesten Streitobjekte der heutigen Wissenschaft: Welche Masse haben sie und welche Geschwindigkeit? Und was sind sie eigentlich? Einig ist man sich nur darin, dass es verschiedene gibt:

- superschnelle, die vor allem aus Schwarzen Löchern stammen,
- etwas langsamere, die von Sternen wie unserer Sonne ausge strahlt werden,
- und noch langsamere, die – zumindest nach Meinung einzelner Forscher – von Planeten ausgesendet werden.

Messgeräte gibt es für sie noch nicht, doch jetzt erhellt die mathemathisch-physikalische Theorie des deutschen Spezialisten für Wirbelphysik Prof. Konstantin Meyl die „Schwarze-Löcher-Teilchen". Zugleich offenbart er damit eine der größten Pannen in der Wissenschaftsgeschichte:

Die große Verwirrung begann schon 1897. Damals machte sich der berühmte Physiker Lord Kelvin auf den Weg, um den Streit zwischen zwei großen Experimentalphysikern zu schlichten: Heinrich Hertz und Nikola Tesla. Beide hatten behauptet, die elektromagnetische Welle entdeckt zu haben – jedoch beschrieben sie deren Eigenschaften völlig unterschiedlich. Nachdem Lord Kelvin beide besucht und ihre Experimente geprüft hatte, kam er zu dem einzig möglichen Schluss: „Beide haben recht, Tesla genauso wie Hertz! Während die elektromagnetische Welle, die Hertz nachgewiesen hat, eine transversale Querwelle ist, arbeitet Tesla mit einer longitudinalen Längswelle!" („Transversal" bedeutet quer zur Ausbreitungsrichtung schwingend und „longitudinal" längs zur Ausbreitung, also eine Stoßwelle.) Bildlich kann man sich das folgendermaßen vorstellen: Die Wellen auf einer Wasseroberfläche schwingen nach oben und unten, sie stehen für die transversale Welle. Bei einer Schallwelle hingegen ist kaum Platz für ein Hin-und-her-Schwingen der Luftmoleküle, denn sie stoßen schnell an ein Nachbarmolekül – der Impuls verbreitet sich hier als Stoßwelle aus, das ist die longitudinale Welle.

Kelvins geniale Idee war nun: Im Äther, den er als alles umgebendes Medium annahm, gibt es nicht nur die elektromagnetischen Hertz schen Wellen, sondern auch stabile Wirbel. Sie machen die von Tesla als Skalarwelle bezeichnete Längswelle möglich. Das Pech für Tesla war: Nur für die Hertz sche Welle gab es eine mathematische Beschreibung. So setzte sich die von Hertz entdeckte Welle als die elektromagnetische Welle durch, und Teslas Welle geriet fast völlig in Vergessenheit. Erst jetzt gelang Prof. Konstantin Meyl die mathematische Beschreibung der Tesla-Welle. Zudem fand er auch die fehlende Verbindung zwischen beiden: Welle und Wirbel sind zwei verschiedene stabile Zustände des gleichen elektromagnetischen Feldphänomens, die sich ineinander umwandeln können und gemeinsam auftreten – eine Entdeckung, die das bisherige physikalische Weltbild noch gründlich verändern dürfte! Dabei tauschte Meyl Kelvins Begriff des Äthers durch eine erweiterte Beschreibung des elektromagnetischen Feldes aus. Meyl setzt zudem Teslas Skalarwelle mit der Neutrino-Strahlung gleich, denn sie ist nach der heutigen Physik die einzige Strahlung, deren Eigenschaften den longitudinalen Tesla-Wellen und zugleich der „freien Energie" vergleichbar sind.

Welle oder Teilchen? **Dieses Rätsel und Dilemma der Physik wird von der Neutrino-Theorie verblüffend einfach gelöst: Eine elektromagnetische Welle kann sich zu einem stabilen Ringwirbel aufrollen und dieser wird dann in den Experimenten als festes Teilchen wahrgenommen. Sind Ringwirbel und Wellen gleich schnell, dann wird z.B. Licht mal als Welle und mal als Teilchen gemessen.**

Elektrosmog, also die negative Wirkung von Sendeanlagen, PCs, Handys, Mikrowellenherden und anderen Geräten, kann heute nicht vollständig gemessen werden. Es gibt nur Messgeräte für die Hertz'schen Wellen, nicht aber für die Wirbelanteile in der abgestrahlten elektromagnetischen Energie.

Professor Meyl ordnet nun dem bisher bekannten Band der elektromagnetischen, also transversalen Wellen – es reicht von den langsamen ELF-Wellen über die Radiowellen und das Licht bis zur Röntgen- und kosmischen Strahlung –, ein „parallel" laufendes Band longitudinaler Wellen zu. Beide sind untrennbar miteinander verbunden und können mit der heutigen Messtechnik auch nicht unterschieden werden. Wird mit einer Antenne ein Signal empfangen, dann kann man ihm nicht ansehen, ob es vorher eine Welle oder ein Wirbel war und ob es als transversale Welle oder als longitudinale Wirbel-Stoßwelle unterwegs war.
So wird beispielsweise auch der ominöse Doppelcharakter des Lichts als Welle und Teilchen verständlich: Es gibt einfach sowohl Wellen als auch Wirbel, die mit Lichtgeschwindigkeit unterwegs sind. Je nach Messanordnung werden entweder die einen oder die anderen „eingefangen".
Auch die in den sogenannten „Tunnelexperimenten" gemachte Entdeckung, dass Licht unter bestimmten Bedingungen wesentlich schneller als die „Lichtgeschwindigkeit" sein kann, wird erklärbar: Hier werden die lichtschnellen Wirbel verdichtet, sie drehen sich also stärker zusammen und verändern dabei ihre Geschwindigkeit. Zugleich wird dadurch die Problematik des Elektro- und Handysmogs klar: Niemand kann zur Zeit auf direktem Wege die mitabgestrahlten Wirbel und deren Ausbreitung als Skalarwelle messen. Und so wie der Mensch auf bestimmte Hertz sche Wellen mit Krankheit (etwa bei Radioaktivität) oder Heilung (gesunde Anteile des Sonnenlichts) reagiert, ist das auch bei den Tesla-Wellen der Fall. Allerdings haben diese eine unvergleichbar tiefere Eindringkraft in den Körper: Als Wirbel durcheilen sie den Körper, und erst dort, wo sie auf eine gleiche Resonanz treffen – ähnlich einer Stimmgabel gleicher Tonhöhe –, löst sich der Wirbel auf, und die darin gefangene Energie und Information wird frei.
Nicht anders ist es mit den Planetenwellen: Was als elektromagnetische Welle gemessen wurde, kann genauso gut eine Wirbel-Skalarwelle sein und daher tief im Menschen seine Wirkung entfalten – nur die Resonanz muss stimmen. Und vermutlich haben die sensitiven Ayurveda-Ärzte und die Alchemisten jene Skalarwellen der Planeten gemeint, wenn sie von „Planetenstrahlen", den „Farbstrahlen der Planeten", „kosmischem Farblicht" oder dem „Schweiß der Sterne" sprachen. Alternative Methoden der Schwingungs- und Informationsmedizin versuchen heute, heilsame Skalarwellen zu erzeugen und auf den Körper zu übertragen oder die körpereigene Resonanz-Fähigkeit für natürlich vorkommende gesunde Skalarwellen zu verbessern. Beispielsweise durcheilen Skalarwellen bzw.

Neutrinos, nach Meyls Thesen, unsere Nerven als „stehende" Wellen: Dort, wo sich die Knoten der Wellen befinden, haben die Nerven ihre sogenannten Schnürringe, deren Funktion bisher von der Schulmedizin nicht ausreichend erklärt werden kann. Die Abstände dieser Schnürringe aber bestimmen, welche Neutrino-Wellen weitergeleitet werden – nämlich nur jene Wellen, die für den jeweiligen Nerven-Signalweg typisch sind und deren Wellenlänge also nur dort „passt". Andere Neutrinos werden von einzelnen Zellbestandteilen wie den Mitochondrien aufgefangen.
Die Resonanzfähigkeit für natürliche gesunde Skalarwellen (die der Planeten) zu verbessern ist letztlich auch das Ziel der in diesem Buch vorgestellten alchemistischen Edelstein-Essenzen und des „Aurum Potabile".

Resonanz ist eine der wichtigsten Voraussetzungen des Lebens: Durch Resonanz treten zwei schwingende Systeme miteinander in Kontakt, sie nehmen den gleichen Rhythmus auf, wodurch Energie und Informationen übertragen werden.

Schwingungsmedizin ist ein neuer Bereich der Alternativ-Heilkunde. Auch die Edelstein-Essenzen heilen, indem sie die Schwingung des menschlichen Organismus harmonisieren.

Auf vielfältige Weise kann der menschliche Organismus also jenen riesigen Schwingungsbereich der Planeten nutzen. Nach Otto Prestels Berechnungen können die Planetenwellen auch noch auf kleinste einzelne Bausteine des Körpers einwirken: Wichtige chemische Elemente im Organismus wie Natrium, Kalium, Magnesium und Kalzium haben nämlich eine Eigenfrequenz, die genau im Bereich der auf der Erde gemessenen elektromagnetischen Gestirnswellen liegt. Aus Laborversuchen weiß man: Schon sehr schwache derartige Signale reichen aus, um beispielsweise den Kalziumfluss in Nerven- und Gehirnzellen zu verändern - die Schwingung muss nur mit der Eigenfrequenz des chemischen Elements exakt übereinstimmen.

So sind die auf der Erde gemessenen elektromagnetischen Signale der Planeten zwar schwach, jedoch ist das für eine auf „Schwingungs-Information" beruhende Wirkung völlig unerheblich - einzig wichtig ist: Die Resonanz muss perfekt sein, um wie bei der Anregung einer zweiten Stimmgabel ein Mitschwingen zu erreichen. Die mit den elektromagnetischen Wellen in Verbindung stehende Neutrino-Strahlung ist nach den Thesen Prof. Meyls entscheidend an der Informationsübertragung beteiligt. Diese Neutrino-Skalarwellen können weit mehr Informationen transportieren als die normalen (Hertz'schen) Wellen, die beispielsweise beim Radio verwendet werden.

Doch nicht nur der Mensch ist eine komplexe Antenne für Planetenwellen. Vergleichbare Eigenschaften zeigen auch Edelsteine:, sie sind ebenfalls gute Antennen: Wissenschaftler fanden z.B. in

Antennen-Steine so können jene Edelsteine genannt werden, die in der Lage sind, Planetenwellen aufzufangen und abzustrahlen. Durch den chemischen und räumlichen Aufbau ihres Atomgitters sind sie auf jeweils unterschiedliche Wellen „geeicht".

Versuchen mit Bergkristall heraus, dass dieser trotz bestmöglicher Abschirmung in einem „Frequenzkäfig" Wellen unbekannter Herkunft auffängt und in elektrische Energie umwandelt (Flanagan, *Elixier*). Nach den Überlieferungen von Alchemie und Ayurveda handelt es sich bei diesen Wellen um nichts anderes als „das Licht der Planeten".

Heilung und Persönlichkeitsentwicklung mit dem Planeten-Licht

„Edelsteine sind unerschöpfliche Quellen der sieben kosmischen Strahlen", bekräftigt der indische „Edelsteinarzt" Bhattacharyya. Nach Paracelsus sind die Edelsteine besonders von den Gestirnen „gesegnet" und daher auch gut geeignet, eine „Sterneninfektion", wie er Erkrankungen durch den Einfluss der Planetenkräfte nannte, zu regulieren und die Vitalkräfte zu stärken. (Paracelsus, *Werke*, Bd. III, S. 340) „Die größte Feinheit der Natur ist die Entstehung der Edelsteine und die höchste Art", betont Paracelsus. (*Mikrokosmos und Makrokosmos*, Bd. 7, S. 885) Nach ihm entstehen die verschiedenen Arten und Farbqualitäten der Steine durch unterschiedliche Mischungen der drei alchemistischen Prinzipien Sal, Sulfur und Mercurius - und damit letztlich aus dem Licht der sieben Planeten, „Denn jeder Grad des Lichtes wird besonders ge-

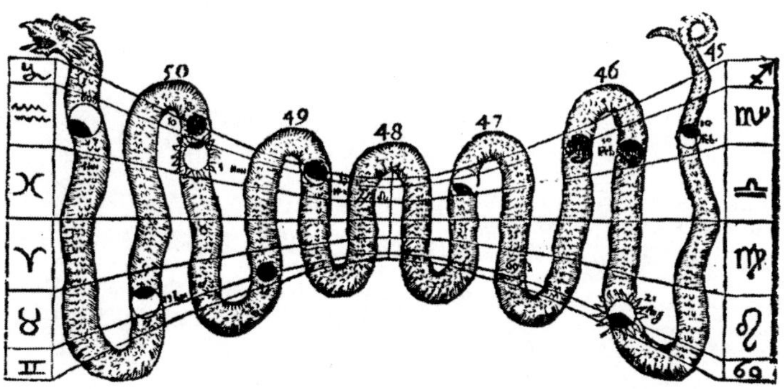

Die beiden Kreuzungspunkte von Mond- und Sonnenbahn werden Mondknoten oder Drachenpunkte genannt. Der aufsteigende Mondknoten ist das Drachenhaupt, der absteigende der Schwanz. Im Indischen werden sie als Rahu und Ketu bezeichnet.

schieden und in einen Stein gebracht. Denn alle Steine und Edelsteine stammen von dieser Materie, und sie ist die feinste und edelste von allen." (*Mikrokosmos und Makrokosmos, Bd. 7, S. 885)*

In den indischen Gesundheitslehren des Ayurveda werden neun Edelsteine, die Navratnas, bevorzugt zu Heilzwecken empfohlen. Sie werden den sieben klassischen Planeten sowie Rahu und Ketu, den im Westen „Mondknoten" genannten Schnittpunkten von Mond- und Sonnenbahn zugeordnet: „Der Rubin ist der Edelstein des Tages (und daher der Sonne). Die Perle ist der Edelstein des kühlen Mondes. Der Smaragd des edlen Merkur. Der Diamant ist der Edelstein der Venus ..." (in: *Jatak Parijat*) Darüber hinaus werden weitere 75 Steine, die Ratnas, medizinisch verwendet, teilweise einfach als Ersatz für die teuren edlen Navratnas.

Edelstein	Planet
Rubin	Sonne
Perle	Mond
Smaragd	Merkur
Diamant	Venus
Goldtopas	Mars
Saphir	Jupiter
Amethyst	Saturn

Ayurvedische Zuordnung der Planeten und Edelsteine. (Statt Goldtopas wird in alten Schriften auch die Koralle aufgeführt, statt Saphir und Amethyst der gelbe und der blaue Saphir.)

Sowohl im Ayurveda als auch in der Alchemie haben also Heilmittel aus Edelsteinen eine lange Tradition. Es gab Edelsteinpulver, -pasten und -aschen, wässrige und alkoholische Aufbereitungen. Als höchste und wirksamste Medizin aber gilt in beiden Systemen die Bereitung einer Edelstein-Essenz. Und was überraschen mag: Auch im Ayurveda verstand und versteht man darunter ein auf alchemistischem Wege aufbereitetes Mittel. Die Herstellung derartiger Heilessenzen aus Metallen, Edelsteinen und Pflanzen gehört nämlich seit alters zur medizinischen Kunst der indisch-tibetischen Kultur.

Das Besondere einer solchen Essenz ist, dass sie neben Spuren der gereinigten und erhöhten Materie der Steine vor allem ihre „Licht-Energie" und ihren „Bauplan", ihre Information enthält.

Alchemistische Essenzen unterscheiden sich von alkoholischen Auszügen durch eine weit aufwendigere Herstellung mit: Vergärung, Destillation, Veraschung der Reste, Lösen der Salze und Zirkulieren im Sonnenlicht.

Alchemistische Heilmittel helfen, indem sie die energetische Schwingung des Menschen erhöhen, ihn also ein kleines bisschen „erleuchten".

Der materielle Körper (das salische Prinzip), chemisch gesehen die Salze und festen Stoffe, wird im Herstellungsprozess aufgelöst, gereinigt und alles Unlösliche, „Dunkle" abgeschieden (dazu ausführlich im Kapitel „Die Herstellung der Edelstein-Essenzen"). Erhalten bleibt das erzeugende belebende Prinzip des Salischen und das in der jeweiligen Materie enthaltene „Licht", das nun als konzentrierte Heilenergie zur Verfügung steht. Nach alchemistischer Beschreibung bestehen solche Essenzen aus dem gereinigten und erhöhten Stoffkörper, dem Seelen- und dem Geistkörper der Edelsteine - also aus seiner Lichtenergie und seinem spirituellen Geist. Sie sind das Wirkende der jeweiligen Substanz, ihre feinstoffliche und geistige „Lebensenergie".

Die Anwendung von Edelstein-Mitteln wurde in Indien zwischen 1960 und 1980 auf den aktuellen medizinischen Stand gebracht. Eine Gruppe von Ärzten und Therapeuten um den „Edelsteinarzt" Dr. Benoytosh Bhattacharyya und dessen Söhne erarbeitete umfangreiche Anwendungsempfehlungen. Mit ihrer Hilfe können die Edelstein-Essenzen heute sogar als *„alchemistische Hausapotheke"* nach üblichen medizinischen Indikationen - ergänzend zu den von Arzt oder Heilpraktiker verordneten Behandlungen - verwendet werden (siehe im Kapitel „Die Edelstein-Essenzen als alchemistische Hausapotheke"). Allerdings gibt es nur noch wenige indische Hersteller, denn die aufwendige mehrmonatige Fertigung macht die Heilmittel rar und teuer - und nur wenige ihrer Landsleute sind heute dazu in der Lage, diese Arbeit angemessen zu honorieren.

Im Westen wurden Edelstein-Mittel in den letzten Jahrzehnten nur in „homöopathischer" Form oder als Edelstein-Wasser und Alkohol-Auszug nach dem Prinzip der bekannten Bach-Blüten verwendet. Eine echte alchemistisch aufbereitete Edelstein-Essenz, die um ein Vielfaches intensiver und ganzheitlicher wirkt als derartige Tropfen, gab es nicht. Erst seit kurzem werden sie wieder in größerer Menge hergestellt - zum ersten Mal seit der Blüte der Alchemie im Mittelalter.

Dass dies überhaupt möglich wurde, ist der gegenwärtigen Renaissance der Alchemie im Westen zu verdanken: Immer mehr wächst bei Heilpraktikern und Ärzten das Interesse an hochwirksamen ganzheitlichen Heilmitteln und damit auch an Alchemie und Spagyrik (also die Herstellung von Heilmitteln nach alchemistischen Methoden). Zugleich fasziniert eine wachsende Zahl spirituell orientierter Menschen, dass sich die Alchemie schon immer auch mit der gezielten Entwicklung von Persönlichkeit und Bewusstsein beschäftigt hat. Modern ausgedrückt, ging und geht es ihr um eine „Frequenzerhöhung“, traditionell von ihr „Durch-Lichtung“ bzw. „Erleuchtung“ der Materie genannt. Das war das tiefere Ziel - egal, ob die jeweilige Laborarbeit einem Metall oder Edelstein, einer Pflanze oder dem Menschen gilt. In der Alchemie wird (wie in der hermetischen Philosophie, die in enger Beziehung zur Alchemie steht) das Göttliche zur höchsten Schwingung und die Materie zur niedrigsten - symbolisiert im Gegensatz von Hell und Dunkel. Entsprechend ist Krankheit mit niedriger Schwingung oder Dunkelheit und Gesundheit mit Licht und einer hohen Frequenz verbunden.

Innere Alchemie wird die Entwicklung von Persönlichkeit und Bewusstsein in der Alchemie genannt. Die praktische Laborarbeit diente dabei dem Alchemisten nur zur Überprüfung seines inneren Entwicklungsweges.

So soll eine alchemistische Arznei auch nicht einfach nur die körperliche Erkrankung in Gesundheit verwandeln, sondern „das göttliche Schöpfungslicht“ im Menschen stärken und zum Erstrahlen bringen. Der Patient soll gewissermaßen bei jeder Einnahme ein klein bisschen „erleuchtet“ werden. Nur so könnten Störungen auf allen Ebenen - in Körper, Geist und Seele - harmonisiert und „Untugenden in Tugenden verwandelt“ werden. Außerdem wird dadurch ein tiefer gehendes Verstehen der Ursachen einer Erkrankung erleichtert und das Gefühl des Einsseins mit dem Göttlichen und der Natur intensiviert.

In anderen Vergleichen beschreiben Alchemisten die Wirkung ihrer Essenzen als eine Läuterung des Menschen: Die „gefallene Seele“ (meist symbolisiert im Planeten Saturn und im Metall Blei) wird geläutert, also gereinigt, und zur Erkenntnis über das Licht in der Natur (repräsentiert durch Gold und die Sonne) geführt. Die Erlösung von Krankheit durch Heilung und von Unwissenheit durch Weisheit wird dabei durch eine Umwandlung der Metalle symbolisiert - also durch die sagenumwobene Transmutation von Blei zu Gold. Sie ist das berühmte Große Werk der Alchemie, und ihr Hilfsmittel dazu ist der vielbegehrte „Stein der Weisen“. Der Schlüssel zur Transmutation des Menschen aber sind die Planetenstrahlen, das kosmische Farblicht. Oder modern ausgedrückt: Die Resonanz mit bestimmten Neutrino-Skalarwellen der Planeten.

Für Paracelsus war der Weg zu wirklicher Heilung immer mit einer Bewusstseinsentwicklung verbunden, mit dem Erreichen einer höheren Bewusstseinsstufe als vor der Krankheit. So war für ihn die Erlösung vom „Fegefeuer des Leids“ letztlich erst in einer Rückbesinnung auf die metaphysischen Gesetze der Schöpfung möglich. Ganz ähnlich beginnen heute viele Therapeuten und ganzheitlich denkende Ärzte, Krankheit wieder als einen Weg der Selbsterkenntnis und Persönlichkeitsentwicklung zu sehen. Sie nutzen daher immer mehr auch energetische Heilmittel, die den Patienten in diesem Prozess unterstützen.

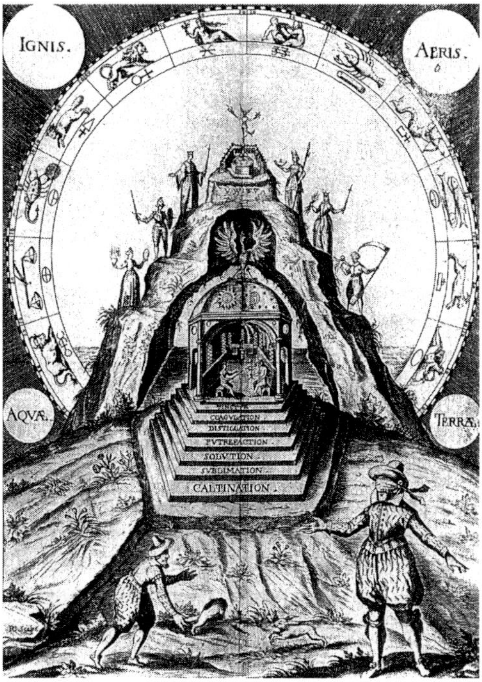

Der Alchemist geht blind solange in die Irre, bis er den Eingang in das Innere des Berges der sieben Planeten findet. Über die sieben Stufen des Werkes erreicht er dann den inneren Palast, wo sich das Polare (Sonne und Mond) vereinen kann.

Großes Werk wird die Schwingungserhöhung der Materie bzw. des Menschen genannt – oft symbolisiert durch die Wandlung von Blei zu Gold.

Rückbesinnung auf Metaphysisches suchen im jetzigen New-Age- und Wassermann-Zeitalter auch immer mehr gesunde Menschen. Sie wünschen sich Hilfe und Orientierung in ihrem Streben nach Bewusstseinsentwicklung und „Frequenzerhöhung“. Hier bietet die Alchemie einen großen Wissensschatz und viel praktische Erfahrung. Denn stets muss der Alchemist sich selbst zuerst weiterentwickeln, wenn ihm die höchste Form seiner Kunst, das Große Werk, gelingen soll. So ist die Alchemie nichts anderes als eine jahrtausendealte Tradition praktisch gelebter Spiritualität. Das betonten - anders als die missverständlichen Definitionen von Alchemie in vielen Lexika - auch seriöse Wissenschaftler wie der bekannte Religionsforscher Mircea Eliade (1907–1956). Er erkannte, dass die Alchemie eine echte mystische Technik beinhaltet, mit deren Hilfe sich die Alchemisten - ähnlich wie die Yogis mit ihren Techniken - von den Gesetzen der Zeit befreien, ihren Körper umwandeln und die absolute Freiheit erringen wollten. Dabei sind die alchemistischen Techniken nicht an eine bestimmte organisierte Religion oder Weltanschauung gebunden und unabhängig von Kultur, Rasse und Geschlecht. Seit vielen Jahrhunderten ist die Alchemie in Indien, Tibet, China, Ägypten, im arabischen Sprachraum und in Europa verbreitet. Die Techniken der Alchemisten wurden wie die meisten Weisheitslehren nur mündlich weitergegeben oder in symbolischer Form vermittelt. Im Laufe vieler Jahrhunderte sammelten die Alchemisten aber auch umfangreiche Erfahrungen darüber, wie die Kraft der sieben Planetenstrahlen in diesem Prozess der Wandlung, „Durch-Lichtung" und Transmutation nutzbar gemacht werden kann.

Transmutation ist die tatsächliche Verwandlung eines chemischen Elements in ein anderes. Der modernen Physik nur in großen Teilchenbeschleunigern möglich, gelingt es manchen Alchemisten auch bei Zimmertemperatur – z.B. bei der Herstellung von auch heute erhältlichen Heilmitteln aus dem hochgiftigen Antimon.

In Form der Edelstein-Essenzen können die Planentenkräfte unter zweierlei Hinsicht eingesetzt werden:

- gegen körperliche Probleme, Krankheiten und energetische Blockaden als alchemistische Hausapotheke. Hier hilft eine umfangreiche Liste der Symptome und Indikationen das passende Mittel zu finden (siehe im Kapitel „Die Edelstein-Essenzen als alchemistische Hausapotheke"),
- für die Persönlichkeitsentwicklung und für spirituelle Zwecke können die Essenzen von jedem in Form einer „Wochenkur mit den Planetenkräften" verwendet werden oder eine individuell passende einzelne Essenz nach den Beschreibungen der Edelstein-Mittel (siehe zu beidem in den Kapiteln zu Wirkungen und Anwendungen der Edelstein-Essenzen) ausgewählt werden. Die Auswahl wird durch ein tieferes Verständnis des Licht-Stoffwechsels und des Lichtkörper-Prozesses erleichtert.

2

Der Licht-Stoffwechsel des Menschen

Biophotonen nennen Wissenschaftler das messbare Licht in unseren Zellen. Seine Menge ist ein Kriterium für Gesundheit und für die Qualität von Heil- und Lebensmitteln.

Biophysiker stießen 1975 auf etwas, wodurch das Bild vom menschlichen Organismus entscheidend verändert wurde: Sie fanden Licht in unseren Zellen. So unglaublich es manchem noch heute erscheinen mag: Es gibt tatsächlich in uns ein messbares „inneres Licht" - die „Biophotonen-Strahlung". Ihre elektromagnetischen Wellen liegen nicht nur im Bereich des sichtbaren Lichts, sondern umfassen auch Mikrowellen und andere Schwingungsbereiche. Die Biophotonen dienen den Zellen als eine Art Funkverkehr, über den Informationen blitzschnell durch den Organismus geschickt werden. So die sensationelle Entdeckung deutscher Biophysiker um Dr. Fritz-Albert Popp an der Universität Kaiserslautern. Sie wurde mittlerweile von zahlreichen anderen Forschern in aller Welt bestätigt. Die Wissenschaftler fanden heraus, dass dieses „innere Licht" der eigentliche „Regisseur" unseres gesamten Stoffwechsels ist. In jeder einzelnen Zelle laufen etwa 30 000 bis 100 000 chemische Reaktionen pro Sekunde (!) ab. Eine biochemische Steuerung - wie die Schulmedizin noch immer vermutet - ist viel zu langsam, um im gesamten Körper eine derartige Menge an Prozessen in der nötigen Geschwindigkeit zu koordinieren. Nur etwas weit Schnelleres ist dazu in der Lage: die Biophotonen. Dabei dienen die DNS (der stoffliche Träger der Erbinformation in der Zelle) und andere spiralförmig aufgebaute Makromoleküle wie Hormone, Hämoglobin (der rote Blutfarbstoff) und Enzyme sowie bestimmte Eiweiße als Sender, Speicher und Empfänger des „inneren Lichts".

Ob eine Zelle gesund, krank oder sogar schon tot ist, kann mit Hilfe von Popps Biophotonen-Messungen daran ersehen werden, wie gut sie Licht empfangen, speichern und abgeben kann. Eine Verarmung an Photonen in der Zelle führt zu einer Verlangsamung des Stoffwechsels, womit sofort eine nachlassende Vitalität und eine Schwächung des Immunsystems einhergeht (Bischof, *Biophotonen*). Seit der Entdeckung des „inneren Lichts" ist die Vorstellung vom menschlichen Körper als eine Art „biochemische Küche" nicht länger haltbar. Biophysiker beschreiben ihn heute stattdessen als ein komplexes System sich vielfältig überlagernder und regulierender Schwingungen und Rhythmen.

Die Schaltzentrale der sieben Chakras

Ähnlich wie das innere Licht der Biophotonen unseren materiellen Stoffwechsel lenkt, benötigt es selbst auch eine übergeordnete Steuerungsebene. Die Gesundheitslehren und spirituellen Systeme Indiens kennen ein solches Phänomen, das sämtliche energetischen Vorgänge im Menschen steuert: die Ckakras, die bereits erwähnten sieben Hauptenergiezentren des Menschen. Traditionell wird ihre unterschiedliche Schwingung oder Wirbeldrehung durch die Anzahl der „Speichen" oder „Blütenblätter" und einer zugeordneten Farbe gekennzeichnet.

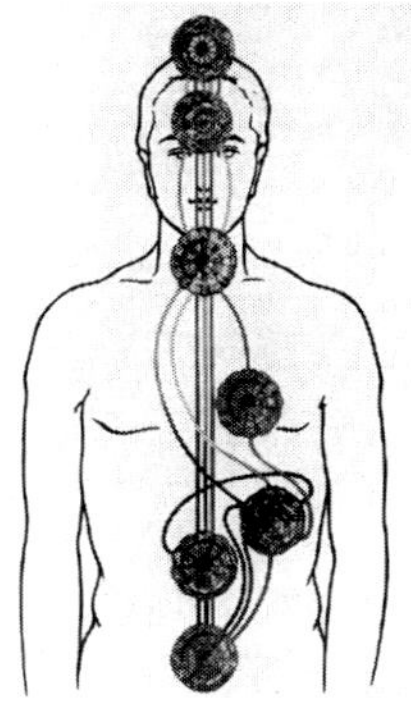

Die sieben Haupt-Chakras des Menschen. Die Energiewirbel stehen in Verbindung mit einer der inneren Drüsen bzw. einem der großen Nervengeflechte.

	Chakra	Sanskrit-Name	Farbe	Anzahl der „Blätter" bzw. „Speichen"
7	Kronen-Chakra (Scheitel-Chakra)	Sahasrara	Violett	1000
6	Stirn-Chakra (Drittes Auge)	Ajna	Indigo	96
5	Hals-Chakra (Kehlkopf-Chakra)	Visuddha	Blau	16
4	Herz-Chakra	Anahatha	Grün	12
3	Solarplexus-Chakra	Manipura	Gelb	10
2	Milz- und Sexual-Chakra	Svadisthana	Orange	6
1	Wurzel-Chakra (Basis-Chakra)	Muladhara	Rot	4

Benennung der Chakras, Anzahl ihrer „Blütenblätter" und Farb-Zuordnungen

Seit alters beschreiben die Yogis auch - ebenso wie heutige, besonders sensitive Personen, die diese Energiewirbel „sehen" können -, dass die Chakras verschiedene Schichten des menschlichen Energiefeldes durchdringen und bis in den Körper hineinreichen.

Dort interagieren ihre Energien mit jeweils einem der großen Nervengeflechte bzw. einer der großen Drüsen im Menschen – am bekanntesten sind die Verbindungen des Sonnengeflechts mit dem Solarplexus-Chakra und der Zirbeldrüse (Epiphyse) mit den Kopf-Chakras.

Die Chakra-Aktivität beeinflusst das Energieniveau des Organismus. Messungen belegen: Eine unterschiedliche Aktivität der Chakras verändert die Energie in Nerven und Akupunkturpunkten.

Zumindest die Existenz einer energetischen Hülle um den Menschen wird heute auch von Medizinern und Biologen nicht mehr bestritten. Allerdings wollen sie diese auf Wärmestrahlung, Magnetfeld und elektrisches Feld reduzieren. Einige Forscher wie der weltbekannte Biologe Rupert Sheldrake rechnen diesem biophysikalischen Feld noch ein sogenanntes morphogenetisches, also strukturbildendes Feld (es vermittelt gewissermaßen den Bauplan) hinzu. Die Existenz eines dritten, geistig-qualitativen Feldes klingt an, wenn einer Person ein besonderes Charisma oder eine ungewöhnliche Ausstrahlung zugeschrieben werden. All dies trägt zur „Strahlungshülle“ des Menschen bei und wird dann als Aura, Nimbus, Mandorla, Lebensenergiefeld oder Bioplasmafeld bezeichnet.

Ein Teil des menschlichen Energiefeldes und sogar Anteile der Chakra-Schwingungen sind heute bereits messtechnisch nachweisbar: Schon vor rund 20 Jahren war den japanischen Wissenschaftlern Dr. Hideo Uchida und Dr. Hiroshi Motoyama (Universität Tokio) der Nachweis gelungen, dass auch die Chakras physikalisch messbare Realität sind. (Motoyama, *Chakra-Physiologie*)

Uchida konnte an 4000 Personen Gestalt und Größe der Aura durch deren Einfluss auf elektromagnetische Felder nachweisen. Er stellte fest, dass sich das menschliche Energiefeld mehrmals am Tag verändert und auch je nach Jahreszeit variiert. Ebenso beeinflussten Umweltbedingungen, klimatische Verhältnisse und psychische Verfassung der Probanden die Form und Größe der Aura.

Der Arzt, Parapsychologe und Shinto-Priester Motoyama wiederum belegte mit seinen Messungen, dass die Chakras unterschiedlich starke Pulsationen aussenden können: Bei spirituell praktizierenden Menschen waren die Wellen generell stärker, und einige konnten sie im meditativen Zustand auch gewollt einzeln noch kräftiger vibrieren lassen. Mit den Chakra-Veränderungen waren messbare energetische Reaktionen der bioelektrischen Potentiale in den jeweils zugeordneten Nervengeflechten und Akupunkturpunkten verbunden.

Die Lage der Chakras wurde in Untersuchungen am Wiener „Institut für Biokybernetik und Feedback-Forschung“ erforscht. Bei

Messung elektrischer Potentiale entlang der Wirbelsäule stellte man fest, dass genau dort, wo laut indischen Überlieferungen die Chakras sein sollen, sich die Potentiale schlagartig verändern - zumindest dann, wenn das Chakra aufgrund bereits zuvor festgestellter körperlicher oder seelischer Störungen als „blockiert" eingestuft wurde. So wurde mit ihrer Lage auch der Einfluss dieser Hauptenergiezentren auf das elektromagnetische Feld des Menschen belegt. (Eggetsberger, *Lebensenergien*)

Die Wissenschaftler des „Institute of HeartMath" in Boulder Creek, Kalifornien/USA, wiederum widmeten sich vor allem den Schwingungen des Herzens, das die stärksten elektromagnetischen Felder im Körper erzeugt. Sie wiesen nach, dass die vom Herzen ausgestrahlten Vibrationen die Gehirnwellen des Menschen zum Mitschwingen anregen können - insbesondere dann, wenn der Ausstrahlende sich gerade voller Liebe fühlt. In diesen Momenten schwingen Herz und Hirn in Einklang, was - wie die kalifornischen Forscher feststellten - zu einer Verschiebung der Wahrnehmung und einer erhöhten Sensibilität führt. Blutuntersuchungen dabei ergaben, dass außerdem Antistress- und Antialterungs-Hormone ausgeschüttet und das Immunsystem angekurbelt werden (Doc Childre, *Herz-Intelligenz*). Das stimmt auffällig mit jenen Phänomenen überein, die bei der energetischen „Aktivierung" des Herz-Chakras und einer „Verbindung" von Kopf-Chakras und Herz-Zentrum beschrieben werden - eine Bestätigung spirituellen Wissens, nach dem ein aktives Herz-Chakra alle Angriffe negativer Einflüsse abwehren kann. (Roethlisberger, *Der sinnliche Draht*)

„Gold" im Herzen hat der Mensch, wenn er liebt. Herz-Forscher entdeckten: Ein Herz in Liebe schlägt im Takt des Goldenen Schnitts und dieser Rhythmus stimmt mit dem der Planeten-Schwingungen insbesondere der Erde überein.

Verblüffend dabei ist nun Folgendes: Im Gefühl der Liebe schwingt das Herz im „Takt der Planeten", denn beide Herzfrequenzen liegen mitten im Schwingungsbereich der beschriebenen, an der Erdoberfläche gemessenen elektromagnetischen Planetenwellen. Man unterscheidet bei den Herzschwingungen den bekannten Herztakt, also die Schläge während einer Zeitspanne, und die sogenannte Herzfrequenz-Variabilität. Letztere beschreibt die zeitlichen Abweichungen, die beim normalen Takt auftreten - auch sie können einen regelmäßigen Takt aufweisen. Das Erstaunliche dabei ist: Genau dann, wenn die Herzfrequenz-Variabilität im Takt des Goldenen Schnitts von 1,618 Hertz schwingt, schlägt das Herz im Rhythmus von zirka 8 Hertz - das ist die Haupt-Resonanzfrequenz der Erde, die sogenannte Schumann-Welle. Es scheint, als ob bei einer Harmonie von Herz und Hirn im Zustand von Liebe der Mensch zugleich innigst mit den Planeten einschließlich der Erde verbunden ist (ausführlich unter: www.danwinter.com). Neben dem Rhythmus des Goldenen Schnitts finden sich noch drei weitere Hauptresonanzen der Herzfrequenz-Variabilität, doch nur bei 1,618 Hz entsteht dieser automatische Kontakt zur Erdschwingung.

Kundalini nennen indische Yogis eine geheimnisvolle Energie, die im unteren Becken ruht und die erweckt werden kann. Steigt sie zum Gehirn auf, werden auf dem Weg dahin die Chakras aktiviert. Dadurch verfügt der Mensch über außersinnliche Kräfte und erlebt einen Zustand höchsten Glücks.

Ein ähnliches Phänomen haben zuvor bereits die amerikanischen Kundalini-Forscher Lee Sanella, Mitbegründer der ersten amerikanischen Kundalini-Krisenklinik in San Francisco, und Itzak Bentov, Hersteller biomedizinischer Geräte, entdeckt. In ihren Forschungen fanden sie heraus, dass der als Kundalini-Erfahrung bekannte Prozess auf körperlich-energetischer Ebene mit dem Gleichklang mehrerer Rhythmen verbunden ist - also einer möglichst perfekten Resonanz des Organismus: Schwingt die Druckwelle des Herz-Aorta-Systems im Takt von zirka 7-8 Hertz, beginnen die Gehirnwellen im gleichen Takt mitzuschwingen (das entspricht einem Zustand tiefer Entspannung und Meditation). Dabei kann sich der Gehirnbereich des sogenannten Balkens (das „corpus calossum"), der sich zwischen der linken und rechten Hirnhälfte befindet, ebenfalls in den Rhythmus einkoppeln. Schwingt er lange genug mit, baut sich ein kreisförmiger Energiefluss auf - angefangen vom Balken entlang der Schädeldecke über die gesamte Großhirnrinde hinweg. Dadurch entsteht in beiden Hemisphären ein im gleichen Takt pulsierender Stromfluss entlang der sensorischen Zentren, jener Regionen, in denen die Sinnesempfindungen des gesamten Körpers lokalisiert werden können. Sie werden deshalb als „Homunkulus", als „Menschlein im Gehirn" bezeichnet. Das Verblüffende dabei ist: Es werden genau jene Körperregionen (bzw. die ihnen zugeordneten Areale im Gehirn) der Reihe nach angesprochen, die auch als Weg der Kundalini-Energie beschrieben werden: von der Basis der Wirbelsäule hinauf zum Scheitel. Gleichzeitig erzeugt der Energiefluss in den Hirnhälften auch ein pulsierendes Magnetfeld, das als „Antenne" für die im gleichen Takt von zirka 8 Hertz vibrierende Erdschwingung dienen kann. Auf diese Weise können per Resonanz zusätzliche Energien einkoppeln. Nach Bentov und Sanella könnte sich bei diesem Übergang der Wechsel des von ihnen Physio-Kundalini genannten Energiephänomens zur eigentlichen Kundalini-Energie, der geheimnisvollen Schlangenkraft der Yogis, vollziehen. (Sanella, *Kundalini-Erfahrung*)

In ähnlicher Weise betont auch der weltbekannte Tao-Yoga-Meister Mantak Chia, dass ein stark gesteigerter Fluss von Prana, also

Lebensenergie, erst die Voraussetzung für ein freies Strömen der Kundalini-Kraft sei. Und Nahtod-Forscher Lawrence C. Wile vermutet das Einkoppeln von Freie-Energie-Teilchen oder Photonen während des Kundalini-Phänomens. (Greenwell, *Kundalini*)

Bentov und Sanella sind überzeugt, dass diese energetischen Prozesse Gehirn, Sinnesfähigkeiten und das gesamte Energiesystem umgestalten können. Schließlich würde der Organismus gewissermaßen auf ein schnelleres Betriebssystem schalten, wodurch er ständig über ein gesteigertes Denk- und Sinnesvermögen verfügen könnte - mit Fähigkeiten, die heute als außergewöhnliche Psi-Kräfte wie Telepathie und Hellsehen bekannt sind. Auch Dr. Gerhard Eggetsberger sieht hier einen „von der Evolution vorgesehenen höheren Entwicklungszustand des menschlichen Gehirns und Energiesystems“.

Energie-Einkopplung ist vermutlich die Ursache der Kundalini: Durch einen gesteigerten Fluss der Lebensenergie können mehr Neutrinos, Freie Energie, eingefangen werden.

Wie stark derartige Resonanz-Verbindungen tatsächlich sind, lassen weitere Versuche des „Institute of HeartMath“ gemeinsam mit dem Psychophysiologen Dan Winter erahnen: Über eine Entfernung von bis zu 1,30 Meter hinweg beeinflussen sich die Herz-Schwingungen zweier Personen. Ruft also jemand ein Gefühl von Liebe in sich wach, kann der dadurch erzeugte harmonische Herzrhythmus auch bei der zweiten Testperson gemessen werden, selbst wenn sie nicht das eigentliche Ziel des liebenden Gefühls ist. Das heißt: Liebe ist ansteckend. Noch verblüffender ist, dass die harmonische Liebesschwingung sogar das Erdmagnetfeld geringfügig beeinflusst: Immerhin bis in einigen Dutzend Metern Entfernung um eine einzelne liebende Person herum sind im Erdfeld die „Liebes-Frequenzen“ messbar. Ähnlich wie das Erdfeld auf uns die Planetenwellen überträgt, kann der Mensch also mit der 8-Hertz-Schwingung der Erde in Resonanz treten und ihr die harmonische Liebesschwingung des „Goldenen Schnitts“ mitgeben.

„Virus“ Liebe: Liebe ist „ansteckend“, denn die harmonischen Herz-Schwingungen reißen andere Menschen in der Nähe mit.

All das gibt eine Ahnung davon, wie die sieben Planeten auf das menschliche Energiefeld einwirken könnten:

Die Planetenwellen regen durch das Phänomen der Resonanz die Chakra-Wirbel zum Mitschwingen an. Je nachdem, welches Chakra mit welchem Planeten in Resonanz tritt und welche der Schwingungen im Klang des Gestirns zur Hauptresonanz-Frequenz wird, kann der Mensch dadurch in einen harmonischeren Zustand versetzt werden. Sein Energiefluss verstärkt sich, und seine Sinnes- und Geisteskräfte werden aktiver - bis hin zu höchst ungewöhnlichen Psi-Kräften. Nach der indischen Chakra-Lehre sind nämlich jedem der sieben Energiezentren bestimmte Sinnesfunktionen und Gefühlsqualitäten zugeordnet sowie - wenn sie sich in ihrem höchsten aktivierten Zustand befinden - unterschiedliche übersinnliche Fähigkeiten und Psi-Kräfte, die berühmten Siddhis der indischen Yogis.

Disharmonische Chakras erlebt der Mensch als Befangenheit, Unbewusstheit, Leistungszwang, Gefühlskälte, Krankheit, Aggression und Unglücklichsein.

Sowohl im Hinduismus als auch in Buddhismus und Taoismus schreibt man den Chakras zudem einen zentralen Einfluss auf die Gesundheit des Menschen zu. Sie sorgen für den Zu- und Abfluss von Energien und versorgen das Netz der Energieleitbahnen im Körper, der sogenannten Nadis oder (Akupunktur-)Meridiane, mit Energie und Informationen. Disharmonische Funktionen der Chakras erlebt der Mensch als Befangenheit, Unbewusstheit, Leistungszwang, Gefühlskälte, Krankheit, Aggression und Unglücklichsein. Harmonisch arbeitende Chakras hingegen werden als Befreiung, Bewusstheit, Weisheit und Liebe erlebt.

Harmonische Chakras werden als Befreiung, Bewusstheit, Weisheit und Liebe erlebt.

Da die Chakras mit den Hauptdrüsen des Körpers in Verbindung stehen, beeinflusst eine energetische Aktivierung der Chakras auch die biochemischen Verhältnisse im Organismus. Diese inneren Drüsen, auch als endokrines System bezeichnet, bilden zahlreiche wichtige Botenstoffe und Hormone und damit die stofflichen Träger für Informationen. Den Hormonen wird in der Biochemie die zentrale Rolle für das Entstehen von Emotionen wie Ärger, Angst, Leid und Freude, aber auch von Aggression und sexueller Lust zugeschrieben. Außerdem tragen sie zum Wachstum und zur Regeneration der Zellen bei, sind an der Regulation der Körpertemperatur und der Erzeugung von Körperenergie beteiligt. „Probleme, die sich aus einer unharmonischen Funktion der Chakras ergeben, sind daher auch für die Gesundheit von zentraler Bedeutung", betont Achim Stockhardt, Leiter des „Solitaire Lab. Network", des Herstellers der alchemistisch-ayurvedischen Edelstein-Essenzen. Er unterrichtet an Heilpraktikerschulen im deutschsprachigen Raum Therapeuten und Ärzte in der Anwendung alchemistischer Heilmittel und arbeitet als wissenschaftlicher Mitarbeiter für eine schon 1920 von Alexander von Bernus, einem der wenigen bekannten Alchemisten des 20. Jahrhunderts, gegründete Arzneifirma für spagyrische Medikamente.

Eine sehr gezielte Anregung der Chakras ist nun mit Hilfe der Edelstein-Essenzen möglich. Sie stärken die Verbindung der sieben Hauptenergiezentren mit den jeweiligen Planetenwellen. Denn ähnlich wie die Planetenschwingungen mit den Chakras in Resonanz treten, geschieht das den Überlieferungen von Alchemie und Ayurveda zufolge auch mit den jeweils zugeordneten Edelsteinen. Besonders gut stimmen die Schwingungsmuster von Planeten und Chakras mit denen der neun Navratna-Edelsteine des Ayurveda überein. Das ist der tiefere Grund, warum diese in Indien seit Jahrtausenden unter allen anderen Kristallen bevorzugt für Heilzwecke eingesetzt werden.

	Chakra	Drüse	Planet	Farbstrahl
7	Kronen-Chakra (Scheitel-Chakra)	Hypophyse	Saturn	Violett
6	Stirn-Chakra (Drittes Auge)	Epiphyse	Venus	Indigo
5	Hals-Chakra (Kehlkopf-Chakra)	Schilddrüse	Jupiter	Blau
4	Herz-Chakra	Herz als Drüse/ Thymus	Merkur	Grün
3	Solarplexus-Chakra	Leber/ Bauchspeicheldrüse	Mars	Gelb
2	Milz- und Sexual-Chakra	Milz/Keimdrüsen	Mond	Orange
1	Wurzel-Chakra (Basis-Chakra)	Nebenniere	Sonne	Rot

Zuordnung der Chakras zu Drüsen, Planeten und kosmischem Farbstrahl

Chakra-Therapie ist mit Hilfe der Edelstein-Essenzen möglich. Bei jeder Anwendung „schubst" die Essenz die Chakra-Drehung ein wenig an und energetisiert dadurch den gesamten Körper.

Wird nun eine Edelstein-Essenz im Bereich des entsprechenden Chakras aufgetragen oder eingenommen, „erinnert" ihre Schwingung das Chakra an seine höchste harmonische Resonanzfrequenz. Es wird angeregt, im gleichen Takt zu vibrieren. Dieses „energetische Anschubsen" muss umso häufiger wiederholt werden, je größer die Abweichung vom optimalen Schwingungszustand ist. Nach und nach werden so die Chakras als „Licht-Steuerzentrale" auf ein harmonisches Miteinander eingestimmt - vergleichbar einem Instrument, das von Zeit zu Zeit nachgestimmt werden muss, soll das Musikstück weiterhin harmonisch klingen.

Ein entsprechender Effekt ist von den Biophotonen auf der Ebene der Zellen bekannt. Nach Biophotonen-Entdecker Dr.

Fritz-Albert Popp regt das in der Nahrung gespeicherte Licht die Zellschwingung an, „vergleichbar einem Geigenbogen, der den schwingenden Organismus wie beim Anstreichen einer Saite zum Tönen bringt". (Popp, *Licht)* Seinen Forschungen zufolge machen hohe Bio-Lichtmengen und ein breites „Farbspektrum" die Qualität sowohl bei Nahrungs- als auch bei Heilmitteln aus.

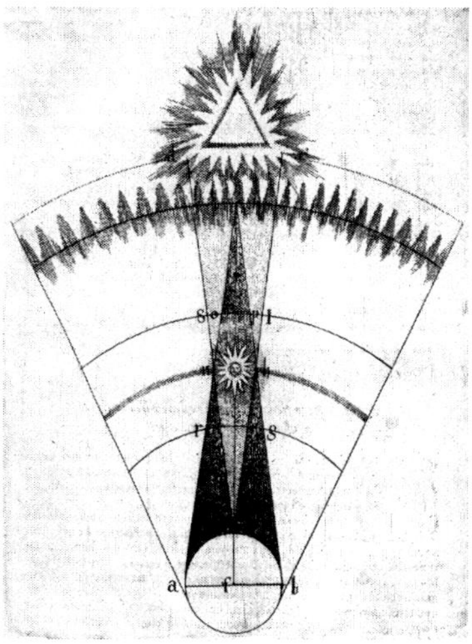

Die Sonne befindet sich genau in der Mitte zwischen dem Strahlenkegel des geistigen Lichts und dem Kegel der Finsternis, zwischen energetisierender Information und Materie. Im Mikrokosmos der Zelle markieren die Biophotonen jenen Grenzbereich.

Die Zellen benötigen also die ganze Farbpalette des Regenbogens, um optimal funktionieren zu können. So ist es auch bei den Chakras. Sie werden durch das kosmische Farblicht der Planeten angeregt, und mit Hilfe der Edelstein-Essenzen kann jeder selbst „zur Stimmgabel" greifen:

Bei jeder Anwendung stärken die Essenzen den Energie- und Informationsfluss des jeweiligen Chakras. Dadurch erstrahlt das „kosmische Licht" im Menschen schrittweise immer heller, und die Chakras schwingen immer häufiger in Einklang mit den höchsten Planetenschwingungen. Erste spürbare Folgen sind: Vitalität, Gesundheit, Sensitivität, Kreativität und Ausstrahlung nehmen zu.

Bei längerer Nutzung der alchemistischen Edelstein-Mittel geschieht etwas Neues. Die Chakra-Schwingungen werden so weit in ihrer Frequenz erhöht, dass sich ihre Hauptresonanz mit den Skalarwellen der Planeten ändert. Sie wechselt gewissermaßen die „Tonlage": Der „Lichtkörper-Prozess" beginnt.

Gelingt das Umsteigen auf eine andere Welle, kann das neue Energieniveau ständig gehalten werden, da durch die neue Resonanz automatisch die passenden Wellen einkoppeln können und so den Prozess unterstützen und stabilisieren. Die mit der neuen Welle transportierten Informationen tragen dazu bei, dass der Prozess auch im Inneren voranschreiten kann. Dadurch schaltet schließlich das gesamte System gewissermaßen einen Gang höher und kann in ein „schnelleres Betriebssystem" wechseln: Der „Lichtkörper-Prozess" gewinnt an Fahrt.

Als „Lichtkörper-Prozess" wird der schrittweise Umbau des menschlichen Energiekörpers (auch „Lichtkörper" genannt) in einen Zustand dauerhaft höherer Resonanz-Fähigkeit verstanden. Es ist nichts anderes als die eingangs von dem Alchemisten Frater Albertus, alias Albert Richard Riedel, erwähnte „schrittweise Erhöhung des Schwingungszustands", das tiefere Ziel der gesamten Alchemie.

Die Merkaba, der Lichtkörper des Menschen und die Geometrie des Herzens

Viele mystische Texte berichten über ein „Lichtkleid", eine Lichthülle oder Lichtgeometrie des Menschen. Indische und chinesische Texte sprechen vom „Diamant-Fahrzeug", ägyptisch-kabbalistische Geheimlehren über die Lichtkörper der „Merkaba" und Alchemie und Chakra-Lehren vom „Licht-Stoffwechsel" in den Chakras bzw. „Planeten-Organen". Was aber geschieht nun in Chakras und Energiefeld beim grundlegenden Wandel des Lichtkörper-Prozesses?

Wichtige Hinweise darauf können - in Anlehnung an die Regel der Signaturenlehre „Wie oben, so unten" - erneut auf Basis alter indischer Lehren und moderner Herz-Forschungen gewonnen werden. Die Chakra-Lehren beschreiben den Licht-Stoffwechsel der Energiezentren als ein immer stärkeres Verdichten der Lebensenergie: Die Kopf-Chakras nutzen die am höchsten schwingenden Energien, das Wurzel-Chakra die langsamsten Schwingungen. „In ähnlicher Weise beschreiben hermetisch-alchemistische Quellen, dass sich die Chakras von verschiedenen Qualitäten des Lichts ‚ernähren'", erklärt Edelstein-Alchemist Achim Stockhardt. „Sie nutzen es ähnlich wie unser materieller Körper die festen Speisen aufschließt." Das heißt, jedes Chakra wird durch jenes Planeten-Licht „genährt", mit dem es in Resonanz steht. Es gibt also eine dieser sieben Schwingungsqualitäten an die dichteren Ebenen weiter bis hin zu den jeweiligen Drüsen und Nervengeflechten. Derartige bioenergetische Reaktionen auf Veränderungen der Chakra-Vibrationen konnte Dr. Motoyama messtechnisch belegen.

Licht-Stoffwechsel nennt man die Aktivität der Chakras, bei der das „Licht der Planeten" zu Körperenergie transformiert wird.

Nach den geheimen Überlieferungen der Alchemie liegt der Schlüssel zum Lichtkörper-Prozess darin, welches der Chakras mit welchem Planeten zusammenarbeitet - also welche Planetenstrahlen es nutzen kann.

„Unter dem Licht, das die Chakras verarbeiten, verstanden die Alchemisten neben dem äußeren Licht auch ein inneres geistiges Licht", erklärt Stockhardt weiter. Letzteres werde durch Bewusstseinsentwicklung, Spiritualität, Liebe und geistige Prozesse erzeugt, d.h. vor allem durch Bewusstheit und bewusst gewordene Entwicklungsprozesse, Wahrnehmung, Selbstreflexion, Meditation und Formen von Energie- und Körperarbeit.

Die alchemistischen Schriften betonen also wie die indischen Lehren, dass die Chakra-Wirbel in zwei Richtungen arbeiten: Sie strahlen das innere Licht aus und nehmen äußeres Licht auf. Derartige zweifache Bewegungen von Wirbeln sind auch aus der Naturwissenschaft bekannt. Der österreichische Wasserforscher Viktor Schauberger (1885–1958) beschreibt sie in seinen Untersuchungen zur Energie des Wassers. (Coats, *Naturenergien*) Astronomen kennen das Phänomen aus ihren Beobachtungen der Schwarzen Löcher, die als Materie „fressende", alles verschlingende Wirbel angesehen werden. Sie senden einen Strahl hochenergetischer Wellen aus, den vor allem aus Neutrinos bestehenden sogenannten Jetstream. (Hawking, *Black Holes*)

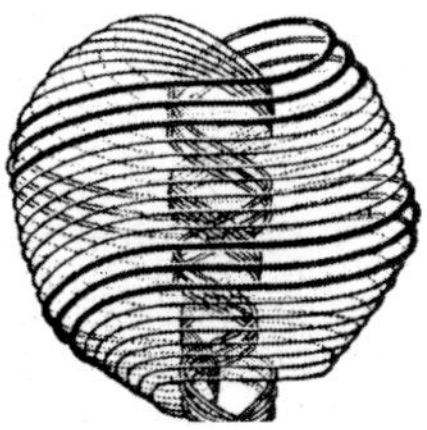

Die berühmten sensitiven Forscher A. Besant und C.W. Leadbeater beschrieben nach meditativer Schau, dass in jedem Atom ein subatomares Element, also eine Art Uratom enthalten sei - es habe die Gestalt eines ineinander verschlungenen Doppelwirbels.

Genau diese zugleich ein- und ausströmenden Wirbel entdeckten auch die Herzforscher des kalifornischen HeartMath-Instituts und der mit ihnen zusammenarbeitende Psychophysiologe und Systemanalytiker Dan Winter, als sie die beschriebenen harmonischen Herz-Schwingungen im Zustand von Liebe räumlich darstellten. Bis dahin war nur bekannt, dass die Grundform der elektrischen Welle, die sich über dem Herzen zusammenzieht, um den Herzschlag auszulösen, ringförmig wie ein Donut oder wie ein Apfel mit einem Loch vom Stiel bis zum Blütenansatz ist. Diese Form bezeichnet man in der Geometrie als Torus, und genau genommen sind es viele fraktal ineinander geschachtelte Ringwellen - also immer kleiner werdende Donuts in einem großen Donut. Bricht eine solche Welle zusammen, dann verdichtet sich der Raum von Donut zu Donut immer mehr bis zu einem Punkt - das Feld wird damit zu einem elektrischen Impuls. Dieser Impuls wird für den Herzmuskel zu einer Art „Zündfunken", er zieht sich zusammen, worauf das Herz schlägt.

Nach Dan Winters Berechnungen geschieht dieses Verdichten und „Abwickeln" des Ringfeldes in Form eines Wirbels - und in idealer, energetisch effektivster Weise in Form einer Spirale des Goldenen Schnitts. Das aber ist - wie zuvor beschrieben - genau jene Schwingung, die nur ein liebendes Herz ausstrahlt. Und daraus wird jetzt auch verständlich, warum die Hauptresonanz der Herzschwingungen bei 1,618 Hz, der Zahl des Goldenen Schnitts (das Verhältnis 1:0,618 = Phi), liegt. Räumlich gesehen schlängelt sich die Spirale in immer engeren Kreisen vom Rand des Donut-Rings in sein dünnes inneres Loch hinein - ähnlich wie die Strudelringe im Trichter eines Wasserwirbels oder Tornados.

Nach Dan Winter scheint eine ähnlich effektive Abwicklung des Feldes nur noch in Form einer logarithmischen Spirale möglich zu sein, wodurch die anderen gemessenen Hauptresonanzen in der Herzfrequenz-Variabilität von 2,0 und 1,42 Hz (Quadratwurzel von 2) entstehen. (Die vierte gemessene Hauptresonanz von zirka 1,2 Hz - das entspricht dem Verhältnis 1:84 - steht in Bezug zur heiligen indischen Zahl 84, der Maßeinheit für den indischen Weltberg Meru). Derartige Spiralen findet man bekanntlich vielfach in den Formen der Natur: Die Samen der Sonnenblume sind ebenso in solchen Spiralen angeordnet wie die Samenschalen der Tannen- und Kieferzapfen. Die Blätter wachsen spiralförmig um einen Stängel, und am augenfälligsten zeigen die Schnecken mit ihren Gehäusen das Bild solcher Wirbelspiralen. Die materielle Erscheinung von Spiralen ist also ein Ausdruck vorheriger wirbelförmiger energetischer Prozesse.

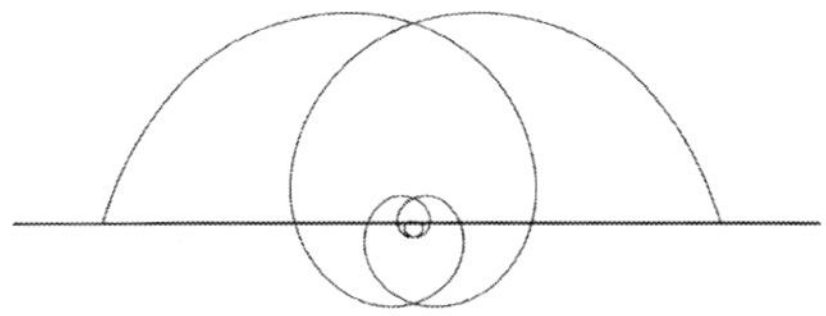

Zwei Spiralen des Goldenen Schnitts formen eine Reihe ineinander geschachtelter Herzen.

Nicht anders ist es auch beim Herzen: In seinen mathematischen Analysen stellte Winter fest, dass zwei Spiralen des Goldenen Schnitts - vergleichbar der beschriebenen ein- und ausströmenden Wirbelbewegung der Chakras - eine Reihe ineinander geschachtelter Herzen bilden. Sie zeichnen gleichsam die materielle Form des Herzens vor.

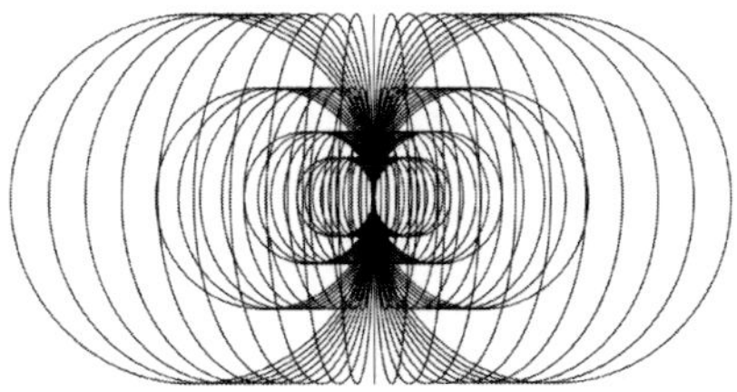

Über dem Herz ziehen sich die elektrischen Wellen ringförmig wie ein Donut zusammen und schachteln sich immer kleiner ineinander - bis sie spiralförmig zusammenbrechen und den Impuls an den Herzmuskel geben: das Herz schlägt.

Betrachtet man nun die Spiralen räumlich und lässt sie aus verschiedenen Winkeln zum Herzen fließen, bilden sie eine regelmäßige räumliche Form: Die Spiralbänder fügen sich genau in die Form eines Dodekaeders ein (siehe: www.danwinter.com). Der Dodekaeder ist einer der fünf platonischen Körper, der durch seine fünfeckigen Flächen und das darin einschreibbare Pentagramm eng mit dem Goldenen Schnitt verbunden ist.

Das Abwickeln der Spiralen ist vergleichbar dem Radioempfang: Bei bestimmten Einstellungen der Antenne ist der Empfang am besten. Beim Herzen ist er am effektivsten, wenn die Herzfrequenz-Variabilität im Goldenen Schnitt schwingt. Die komplexe räumliche Schwingungsform der Dodekaeder aber könnte gleichsam das Ausfahren einer Antenne für besondere Schwingungen, also für ganz bestimmte Neutrino-Skalarwellen, darstellen.

Ist es bloßer Zufall, dass Goldener Schnitt, Herzform, Dodekaeder und Ringwirbel (die Donut- oder Apfelform) in vielen Kulturen und spirituellen Traditionen von den Sufis bis zur platonisch-hermetischen Philosophie als heilig gelten? Bei Platon symbolisierte der Dodekaeder das heilige fünfte Element, den Äther. Archäologen fanden zahlreiche antike Modelle von Dodekaedern, vor allem aus römischer Zeit, aber auch aus viel älteren Kulturen etwa aus der Zeit 1500 v. Chr. (Childress, *World Grid*) Weitere Funde sind aus Indochina und China bekannt. Einen Grund für die Vorliebe an diesem regelmäßigen, zwölfflächigen Körper konnten die Archäologen bisher jedoch nicht angeben. Die Sufis verehren die Herzspirale in Form des „Sufi-Herzens“, und das allseits bekannte chinesische Yin-Yang-Zeichen ist eine Darstellung der Donut-Ringwelle mit den zwei gegenläufigen Spiralbewegungen als schwarzes und weißes Feld.

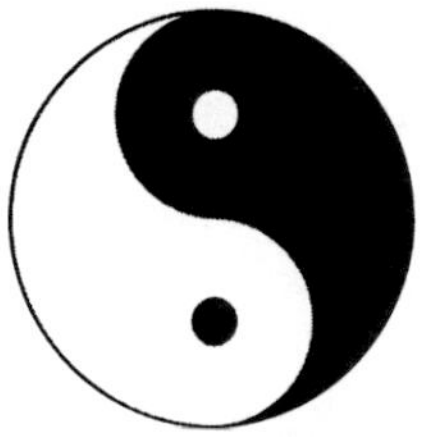

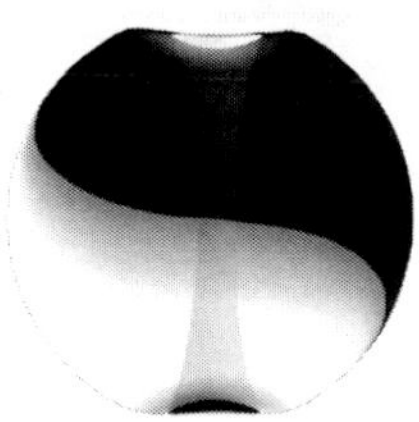

Bei räumlicher Darstellung des bekannten chinesischen Yin-Yang-Symbols entsteht daraus eine Donut-Ringwelle mit einer weißen und einer schwarzen Spirale zum Donutloch.

Spirituelle Traditionen der Alchemie und Kabbala aber haben das Wissen um die heiligen Formen bewahrt. Es sind die Geheimlehren der Heiligen Geometrie. Diese beschreibt nämlich keineswegs nur bestimmte Proportionen und energetisch besonders wirksame Formen, die beim Bau von Tempeln und Kathedralen genutzt wurden. Vielmehr ist im Wissen der Heiligen Geometrie auch ein Modell der kontinuierlichen Schöpfung verschlüsselt, also der ständigen Verdichtung von Energie und feinstofflichen geistigen Schwingungen zu dichteren Formen bis hin zur Materie.

Aus diesem Grund spielt die Heilige Geometrie auch in der Alchemie eine bedeutende Rolle: Labor- und Aufbewahrungsgefäße haben spezielle regelmäßige Formen mit fünf, sechs oder acht Ecken. Eiförmig sich verjüngende Kolben ahmen in ihrer Form die kleiner werdenden Goldenen Spiralen nach. Spiegel-Konstruktionen werden nach Regeln der Heiligen Geometrie angeordnet, um Sonnen- und Mondlicht sowie die Planetenwellen auf die Laborgefäße zu lenken. Gläser werden geometrisch angeschliffen, um die „astralen“ Kräfte (die Planetenwellen) zu konzentrieren. Der Arbeitsprozess selbst folgt Rhythmen, die mit dem Goldenen Schnitt in Verbindung stehen. Und mitunter werden die Mengen verschiedener Bestandteile nach dem Verhältnis des Goldenen Schnitts bestimmt - also z.B. 8 Teile eines Stoffes mit 13 Teilen eines zweiten und 21 eines dritten gemischt (8:13 und 13:21 = 1,618, die Zahl des Goldenen Schnitts). Die Berücksichtigung der heiligen Formen, Verhältnisse und Rhythmen hat sich in der Alchemie bewährt, da durch sie auch hier die energetischen Prozesse intensiviert und sogar gezielt beeinflusst werden können.

In Formen der Heiligen Geometrie - insbesondere im Goldenen Schnitt und in der Herzform - sind auch jene Qualitäten codiert, die den höchsten Schwingungszustand eines Chakras ausmachen. Beim Herzen sind das:

- das ausströmende Gefühl tiefer Liebe, die das Herz im Rhythmus des Goldenen Schnitts schlagen lässt,
- das über eine ebensolche „Goldene“ Spirale einströmende Planeten-Licht.
- Fügen sich beide Spiralen harmonisch zusammen, sind ihre Spiralwindungen also gleich groß, dann schlängeln sie sich auch über den gleichen Donut-Ring, sind also Teil der glei-chen Ringwelle. Die beiden Spiralen fließen vom Rand der Donut-Ringwelle in das Loch in seiner Mitte - die eine von oben (bzw. von außen), die anderen von unten (die Spirale des inneren Lichts) und gehen dort ineinander über. Sie bilden dabei von oben betrachtet eine Herzform. Von der Seite aus gesehen formen sie einen Doppel-Wirbeltrichter oder einen Kelchpokal - es ist der Heilige Gral, in seiner Symbolik als „Gefäß“ kosmischer, transzendenter Energie.
- Fügen sich fünf dieser Spiralpaare regelmäßig zusammen, formen sie von oben betrachtet eine Reihe ineinander geschachtelter Pentagramme. Von der Seite aus gesehen bilden sie die Form eines Dodekaeders.

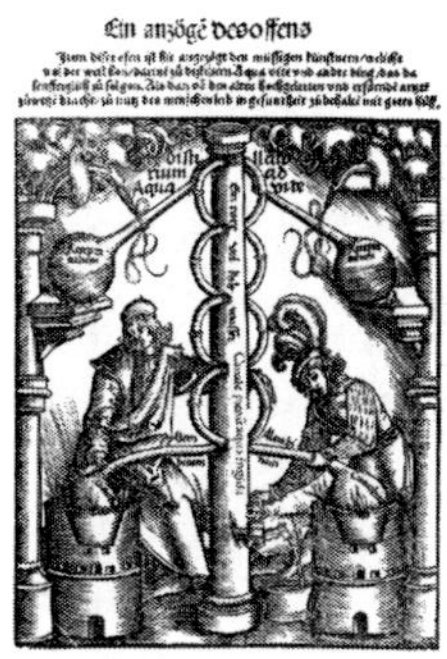

Destillation mit spiralförmig gewundenen, dem Hermesstab ähnlichen Rohrverbindungen.

Durch diese sich drehende Geometrie beginnt das Herz zu „singen“ und zu „sprechen“ - in der Sprache des Lichts. Das ist keine poetische Abschweifung, sondern ganz wörtlich gemeint. Es gibt tatsächlich eine solche geometrische „Licht- oder Flammensprache“! Diese sensationelle Entdeckung gelang dem amerikanischen Mathematiker und Kabbalisten Stan Tenen:

Zeichnet man nämlich den Schattenriss der Spiralen aus verschiedenen Blickwinkeln, so bilden sie echte Buchstaben ab - je nach Winkel, aus dem man sie betrachtet, entstehen die 22 Buchstaben des alten hebräisch-aramäischen, des griechischen und des arabischen Alphabets (ausführlich unter: www.meru.org). Es ist die Sprache der Schöpfung - „die Ur-Muttersprache“, die echte Sprache des Lichts „Hibura“, von der z.B. J.J. Hurtak in seiner Deutung der Vision des biblischen Henoch berichtet (in: *Schlüssel des Enoch*).

So werden die hebräischen Buchstaben A und O, das bekannte Alpha und Omega als Symbole von Anfang und Ende, durch zwei spiegelgleiche Spiralen gebildet - eine einströmende und eine um 180 Grad gedrehte, identische ausströmende Spirale. Diese Sprache der Schöpfung ist also Ausdruck eines realen physikalischen Vorgangs und beschreibt nichts anderes als einzelne Phasen eines energetischen Verdichtungsprozesses: das beschriebene wirbel- bzw. spiralförmige Abwickeln und Verdichten einer Ringwelle. Gleichsam werden im „Gespräch“ mit den Planeten deren Neutrino-Skalarwellen in dichtere Energien verwandelt und die darin erhaltenen Informationen „gelesen“.

Eben diesen geometrisch-schöpferischen Prozess haben sensitiv hochbegabte Mystiker und Weise erspürt oder „gesehen“. Die „Lichtbuchstaben“ der Goldenen Spirale wurden zum Vorbild vieler Schriften. Und das pulsierende Feld, das durch die Schwingung dieser Lichtspiralen erzeugt wird, wurde als Lichtgeometrie, Merkaba oder Diamant-Fahrzeug beschrieben. Ihr Wissen gaben die Seher in symbolisch verschlüsselten Lehren weiter - unter anderem in den Schriften der Alchemie. Aufs Engste sind dort Herzform, Spirale und Dodekaeder mit dem philosophisch-hermetischen Wissen verbunden.

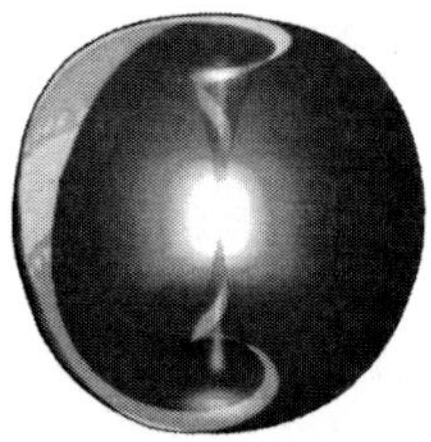

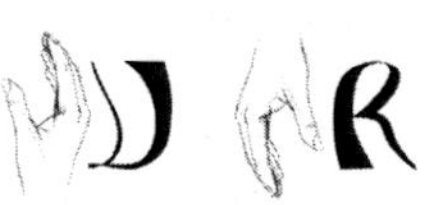

Lichtsprache nach Stan Tenen: Zwei genau gegenläufige Spiralen formen die hebräischen Buchstaben A und O, das Alpha und das Omega. Gemeinsam bilden sie eine Torus-Ringwelle, ein abgeschlossenes Ganzes. Die Handstellungen illustrieren das: Die Daumen werden von der Mittelspirale im Loch der Donut-Ringwelle umrundet, die Finger markieren das äußere Spiralband.

Heilige Geometrie und die Symbole der Alchemie

Der Hermesstab – die Verbindung der drei alchemistischen Prinzipien Sal, Sulfur und Mercurius

Eine Spirale des Goldenen Schnitts entsteht mathematisch aus der sogenannte Fibonacci-Zahlenreihe, bei der die Addition zweier aufeinander folgender Zahlen die nächste ergibt: 1+1=2, 1+2=3, 2+3=5, 3+5=8 usw. ergibt die Folge 1, 2, 3, 5, 8, 13, 21, 34, 55, 89, 144 usw. Der Quotient derartiger Zahlenpaare nähert sich sehr schnell dem bekannten Wert des Goldenen Schnitts von 0,618 bzw. 1,618 – egal, ob man mit 1 oder einer anderen Zahl beginnt. Dieses Verhältnis wird auch mit dem griechischen Buchstaben Phi und seit Johannes Kepler als „göttliche Teilung“ bezeichnet.

Zeichnet man diese fortschreitende Teilung zweidimensional, trägt man also die Punkte auf einer Linie auf und lässt zwei Sinuswellen sich in diesen kleiner werdenden Abständen der „göttlichen Teilung“ schneiden, entsteht das Bild eines sogenannten Caduceus – also des Hermesstabes, des Symbols für die Vereinigung der drei alchemistischen Prinzipien: Der Stab verkörpert das Sal-Prinzip und die Schlangen den Sulfur. Mercurius wird durch Flügel am Stab oder durch den Gott Hermes, der den Stab hält, symbolisiert.

Die Schlangen des Hermesstabes können also als Spiralen des Goldenen Schnitts und damit – wie beispielhaft an den bioenergetischen

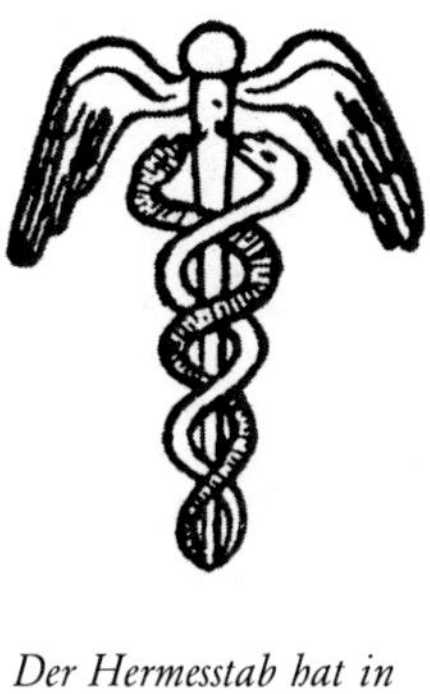

Der Hermesstab hat in der Alchemie eine vielschichtige Bedeutung.

Abläufen des Herzens beschrieben – als sich verdichtende oder auflösende Wirbel gedeutet werden.
In der praktischen Laborarbeit versucht der Alchemist in seinen Prozessen derartige sich verdichtende und auflösende Energiespiralen zu erzeugen – etwa durch besonders geformte Glasgefäße, in denen die Flüssigkeiten „spiralförmig" verdunsten und wieder kondensieren. Durch diesen Prozess, der bei bestimmten Planeten-Konstellationen durchgeführt wird, sollen die Flüssigkeiten „reifen" und energetisch aufgeladen werden. Manche Alchemisten berücksichtigen die „Goldenen Harmonien" auch, wenn sie verschiedene Inhaltsstoffe im Verhältnis des Goldenen Schnitts mischen, also z.B. drei Bestandteile im Verhältnis 8:13:21.

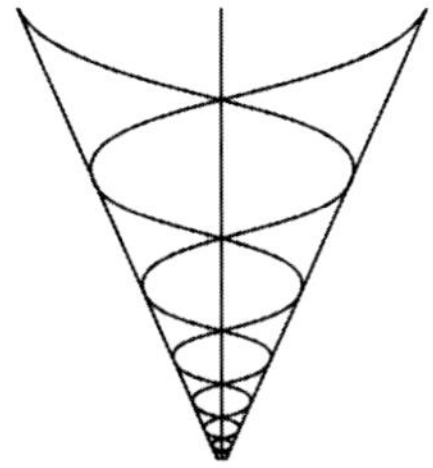

Zwei Sinuswellen schneiden sich in Abständen des Goldenen Schnitts - es entsteht ein Hermesstab.

Der Heilige Gral als der alchemistische Stein der Weisen

Zeichnet man die „göttliche Teilung" dreidimensional, dann entsteht eine Spirale. Versetzt man zwei dieser Spiralen um 180 Grad, schlängeln sie sich über einen gleichen Donut-Ring – sind also Teil der gleichen Ringwelle. Die beiden Spiralen fließen vom Rand der Donut-Ringwelle in das Loch in seiner Mitte – die eine von oben (beim Chakra die beschriebene Spirale des äußeren Lichts) – die andere von unten (die Spirale des inneren Lichts) und gehen dort ineinander über. Sie bilden dabei von oben betrachtet eine Herzform. Von der Seite aus gesehen formen sie einen Doppel-Wirbeltrichter oder einen Kelchpokal – es ist der Heilige Gral in seiner Symbolik als „Gefäß" kosmischer, transzendenter Energie. In der Gralsdichtung des Wolfram von Eschenbach wird der Gral auch mit dem Stein der Weisen der Alchemisten gleichgesetzt.
Auch der Heilige Gral steht damit symbolisch für das wirbelförmige Verdichten und „Abwickeln" des Feldes zu einem „energetischen Ereignis" – am Beispiel des Herzens ist das der beschriebene „Zündfunken" für den Herzmuskel. Die vom Stein der Weisen hervorgerufene Verwandlung von Blei in Gold entspricht symbolisch der beim Verdichten des Feldes entstehenden Schwingungsveränderung: Eine hochschwingende Energie verdichtet sich in immer kleiner werdende Wirbelkreise und „zündet" schließlich das Ereignis in der jeweiligen Materie (im Blei, im Gralskelch oder im Menschen), dadurch wird die Schwingung des jeweiligen „Zielgefäßes" erhöht, und es verändert sich – Blei wird zu Gold, der Kelch zum Gral und der Mensch zum erleuchteten Gralshüter.
In der praktischen Laborarbeit werden z.B. Doppelkolben, also zwei übereinander stehende, mit den Hälsen verbundene Kolben benutzt.

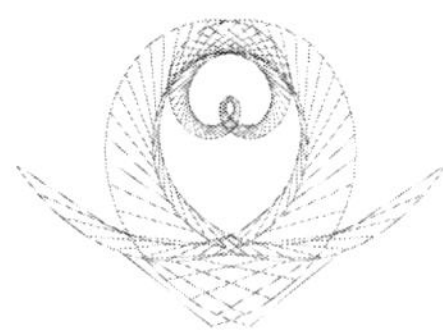

Zwei gegenläufige Spiralen formen ein Herz.

Diese formen gleichsam einen gralförmigen Doppel-Wirbeltrichter. In ihnen lässt man Flüssigkeiten im Sonnenlicht zirkulieren, also verdunsten und wieder kondensieren. Diese zirkulierende Verdunstungsbewegung ist vergleichbar der Bewegung der ein- und ausströmenden Schöpfungsspirale, also einem ausströmenden und einem verdichtenden Wirbel.

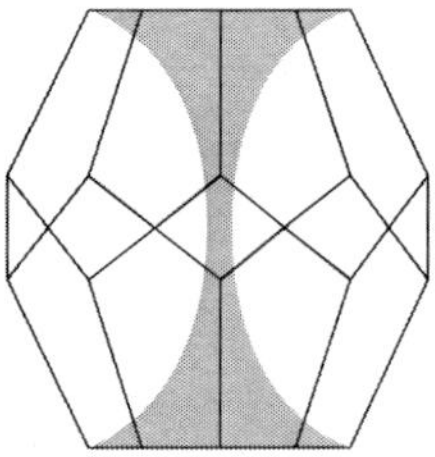

Von der Seite aus betrachtet, formen die Spiralen im Dodekaeder einen Doppel-Wirbeltrichter - den Grals-Kelch.

Der Pentagramm-Dodekaeder und der Äther, das heilige fünfte Element der Alchemie

Versetzt man fünf Goldene Spiralen gleichmäßig im Kreis (also um jeweils 72°), formen die fünf Spiralarme von oben betrachtet eine Reihe ineinander geschachtelter Pentagramme. Das ist der tiefere Grund für die seit alters bekannte Verwendung des Pentagramms als Energie- und Schutzsymbol. Von der Seite aus gesehen bilden die fünf Spiralarme die räumliche Form eines Dodekaeders. Die Spiralbänder streichen also über seine Flächen, und mit jeder neuen Windung formen sie einen weiteren größeren bzw. kleineren Körper, sodass auch ein „Nest" aus ineinander geschachtelten Dodekaedern entsteht. Der Dodekaeder ist das Symbol des heiligen fünften Elements, des „Äthers" – oder nach indischen Lehren des „Raumes". Der Äther ist in der Alchemie, wie schon bei Platon, das ungenannte göttliche Ordnungsprinzip.

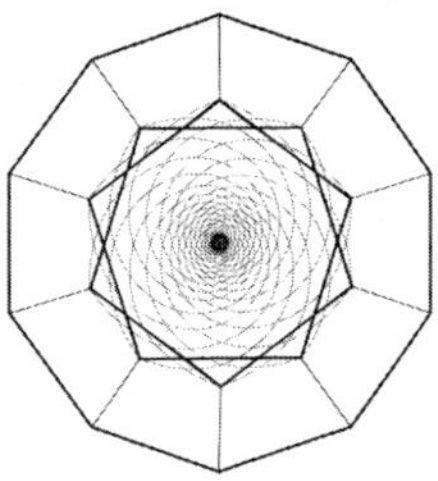

Jeweils fünf gegenläufige Spiralen formen ein Pentagramm, aus zweimal fünf Spiralen entsteht ein Dodekaeder.

Physikalisch gesehen drückt solch ein dodekaeder-förmiges „Einnisten" von fünf Spiralen ein sehr hohes Maß an Ordnung und Harmonie aus. Es ist eine hohe Form der Phasenkohärenz von Wellen, die sich gleichzeitig verdichten. Und fünf Goldene Spiralen sind zugleich die größte Anzahl von Wirbeln, die sich gleichzeitig aus einem Ringfeld verdichten können. Daher repräsentiert der aus fünf Goldenen Spiralen geformte Dodekaeder auch die Form mit der größten Energie.

In der alchemistischen Laborarbeit werden derartige Geometrien beispielsweise in Form von fünfeckigen Gefäßen und – bei bestimmten Prozessen – durch das Anordnen von Gefäßen im Fünfeck (unter Berücksichtigung von Himmelsrichtung und Planeten-Konstellation) genutzt.

Die Smaragdtafel des Hermes Trismegistos

Wie eng Heilige Geometrie und Alchemie miteinander verwoben sind, belegt schon der Urtext der Alchemie: die „Tabula smaragdina“, die Smaragdtafel des Hermes Trismegistos, des sagenumwobenen Begründers der Alchemie und Schöpfers des Alphabets und der Geometrie.

Der symbolisch verschlüsselte Text der Smaragdtafel gilt als eines der Ursprungswerke von Mystik, Esoterik und Rosenkreuzertum. Zahlreiche spirituelle Schulen berufen sich auf ihn, und sein „Wie oben, so unten“ wurde zum geflügelten Wort. Was aber nur wenige wissen: Die kurze Schrift ist zugleich auch eine der ältesten Quellen von Signaturenlehre und Alchemie. Sie enthält nämlich eine verschlüsselte Anleitung zu einem alchemistischen Prozess. Außerdem spielt sie in vielfältiger Weise auf die Schöpfungsspiralen und die Heilige Geometrie des Herzens an. So ist gerade dieser Urtext von Alchemie und abendländischer Mystik ein Beispiel dafür, wie eng Heilige Geometrie, hermetische Philosophie und Alchemie seit Jahrhunderten miteinander verknüpft sind.

Die Smaragdtafel ist der wichtigste Ursprungstext von westlicher Mystik, Esoterik und Rosenkreuzertum – und zugleich eine alchemistische Laboranweisung.

Der wörtliche Text der Smaragdtafel (siehe Anhang) ist nur die erste oberflächliche (oder salisch-körperliche) Bedeutungsebene. Er vermittelt in bildlicher Sprache die sieben hermetischen Prinzipien, die die gesamte Schöpfung durchdringen: Polarität, Geschlecht, Rhythmus, Schwingung und Energie, Signatur und Entsprechung, die Geistigkeit allen Seins und das Prinzip von Ursache und Wirkung. Außerdem weist er auf die Energien der Elemente und damit der Planetenkräfte, aus denen die Elemente erst entstehen, als Ursprung aller Dinge und insbesondere von außergewöhnlichen Heil-Essenzen hin.

Ein zweiter symbolischer (oder sulfurischer) Sinn liegt in einer gleichnishaften Anleitung für einen alchemistischen Herstellungsprozess verborgen. So wird beispielsweise die Herstellung dieser Essenzen durch Auflösen, Trennen, Destillieren, Zirkulieren und Wiederverbinden der Stoffe geschildert. Diese können dann alle „Finsternis“ und damit alle Krankheit vertreiben.

Die dritte, mystische (oder merkurial-geistige) Bedeutungsebene aber enthält verschlüsselte Hinweise auf die zugrunde liegenden geometrischen Gesetze der kontinuierlichen energetischen Schöpfung. Das Verblüffende dabei ist: Schon hier werden Bezüge zum Herzen und zur Herzspirale als Beispiel für den allgemeinen

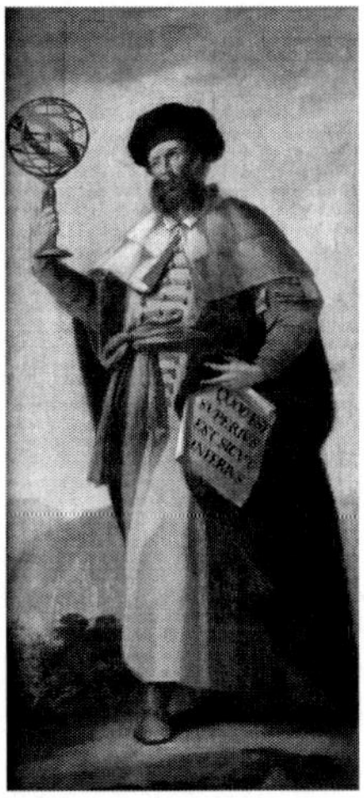

Hermes Trismegistos, der mythische Begründer der Alchemie. (Gemälde um 1740)

Schöpfungsprozess hergestellt. Das enthüllen Stan Tenens Entschlüsselungen des Textes.

Tenens Sprachforschungen zufolge soll bereits der Name „Smaragdtafel“ und die Geschichte ihrer Auffindung auf die besondere Licht- und Schwingungsgeometrie des Herzens hinweisen. In der arabischen Überlieferung des Textes der Smaragdtafel findet Belinas die heiligen Texte in einer dunklen Kammer. Nach Tenen bedeutet der Name „Belinas“ im Hebräischen „Meister des Herzens“ oder „Meister der Wunder“.

Auch das Wort „Smaragdtafel“ enthält eine geheime Botschaft: „Smaragd“ bedeutet im Hebräischen wörtlich „Blitz“ und „Selbstaktion“ oder „Selbstgehalt“. Und das Wort „Tafel“ besteht aus zwei Wörtern, die mit „Flamme“ und „Umkreis“ oder „Umgebung“ übersetzt werden können. So würde „Smaragdtafel“ im Hebräischen bedeuten: „eine sich selbst enthaltende (erzeugende) Blitz-Flamme, die eine Umgebung (Umkreis) entfaltet“. Mit dieser Blitz-Flamme aber ist nach Tenen nichts anderes gemeint als die wie eine Flamme züngelnde und flackernde Goldene Spirale der „Lichtsprache“. Indem die Flammen-Spirale am Punkt ihrer größten Verdichtung „eine Umgebung“ - oder eine Tafel (!) - „entfaltet“, können sich auf dieser Fläche die Lichtbuchstaben abbilden. Sie sind der geheime, niemals aufgeschriebene und doch bei jedem Schreiben als einzelne Buchstaben „zitierte“ mystische Text der Smaragdtafel. Die „Tafel“ entspricht also einem Schnitt durch die Mitte des Donut-Rings - quasi seiner Äquator-Ebene. In der Alchemie wird diese sich entzündende Blitz-Flamme als „Feuerschrack“ bezeichnet, der das Herz „verwandelt“ - ihm kommt im Lichtkörper-Prozess eine große Bedeutung zu, worauf im Kapitel „Der Mensch im Nigredo“ näher eingegangen wird.

Ist es bloßer Zufall, dass der Smaragd auch in den jahrtausendealten Schriften des Ayurveda dem Herzen zugeordnet wird?. Der Smaragd gilt dort als bester Quell für jenes Planeten-Licht, durch das das Herz-Chakra ernährt wird. So ist auch bei den alchemistischen Edelstein-Mitteln die Smaragd-Essenz dem Herzen und dem Herz-Chakra zugeordnet.

3

Der Lichtkörper-Prozess

Die Spiralen des Goldenen Schnitts, Donut-Ringwelle, Dodekaeder und das damit zusammenhängende Pentagramm, Herzform und Gral - all diese Formen gelten seit Jahrtausenden als heilig, weil sie ein allgemeines Symbol für die kontinuierliche Schöpfung sind. In der Alchemie werden diese Formen gezielt genutzt, um den Schöpfungsprozess nachempfinden und beeinflussen zu können.

Die Heilige Geometrie beschreibt Formen und mathematische Zusammenhänge, bei denen Energie verdichtet, gebunden, verteilt oder gewandelt wird.

Zugleich vermitteln die Formen der Heiligen Geometrie eine Vorstellung davon, wie auch im Menschen jeden Tag aufs Neue die „individuelle Schöpfung" geschieht. Getreu der Regel „Wie oben, so unten" zeigen sie die Abläufe der geistig-energetischen Schöpfung in den Chakras des menschlichen Organismus: Die Chakras transformieren nämlich nach den gleichen geometrischen Gesetzen die kosmischen Planetenstrahlen in dichtere Energien, die dann vom bioenergetischen, elektromagnetischen und stofflichen Körper des Menschen genutzt werden können. Auf der für uns messbaren, dichteren elektromagnetischen Ebene ist das an den beschriebenen verschiedenen Spiralformen und unterschiedlichen Wirbelgeschwindigkeiten erkennbar. Dabei sind die Chakras in der Lage, mit verschiedenen Lichtqualitäten zu arbeiten:

- Die Chakras können als inneres Licht in Liebe oder Hass, Mitgefühl oder Neid, also mit den sieben Tugenden oder den sieben Todsünden schwingen. Wenn der Mensch seine Schwingungsenergie erhöhen möchte - egal, ob für eine Heilung oder aus spirituellen Gründen, etwa um den Lichtkörper-Prozess in Gang zu setzen -, so muss er tagtäglich die sieben Tugenden in sich stärken. Das ist die nötige innere Abeit des Menschen für eine hohe Chakra-Aktivität.
- Und sie können als äußeres Licht mit den kosmischen Farbstrahlen verschiedener Planeten in Resonanz treten.

Mit welchem Planeten ein Chakra am besten interagiert, ist das tiefere Geheimnis des alchemistischen Transformationsweges. Beide

Prozesse, sowohl der „Stoffwechsel“ des inneren als auch des äußeren Lichts, können durch die ganzheitlich wirkenden Edelstein-Essenzen nachhaltig unterstützt und gefördert werden. Sie beeinflussen also auf positive Weise den Austausch mit dem Meer an Energiewellen und Informationen, die den Menschen ständig durchdringen, bündeln die höher schwingenden Planetenwellen und machen den Organismus dafür empfänglicher.

Über die Ausstrahlung des inneren Lichts, des inneren Chakra-Wirbels, verbessert der Mensch aber nicht nur seine Antennen-Eigenschaft für die höheren Planetenwellen. Er erzeugt dabei zugleich auch eigene neue Skalarwellen und Neutrino-Wirbel, die sich lichtschnell verbreiten, bis auch sie wieder auf eine passende Resonanz treffen und als äußeres Licht eingesogen werden. Hierbei wird der ständige Prozess des Gebens und Nehmens in der Schöpfung deutlich: Tatsächlich ist alles miteinander verbunden und im Austausch - von den Planeten bis zum Menschen und zu den Edelsteinen nimmt alles am gleichen „Atem“ teil.

Die Siegel der Planeten

Die Chakras, die Hauptenergiezentren des Menschen, sind heute vorwiegend aus den indischen Lehren bekannt. Hinduistische, buddhistische und taoistische Schriften berichten über sie ebenso wie Texte der tibetischen und vereinzelt der chinesischen Medizin. Aber auch die alchemistischen Schriften enthalten Hinweise auf die Chakras. Hier werden sie als Siegel, Tore, Organe (der Planeten) oder als die sieben Brennöfen der Seele bezeichnet. „Wenn ein Kind geboren wird, so wird mit ihm sein Firmament geboren und die sieben Organe, die für sich selbst die Macht haben, sieben Planeten zu sein und so alles, was zu seinem Firmament gehört“, schrieb Paracelsus. (*Werke*, Bd.I, S.38)

In vielen Büchern der Alchemie wurden aber die wichtigsten, tiefer gehenden Informationen in Form symbolischer, lehrhafter Bilder ausgedrückt. So muss auch das alchemistische Wissen über die „Siegel der Planeten“ und den Lichtkörper-Prozess, der direkt mit den Zuordnungen der Chakras zu den Planeten verbunden ist, vor allem aus Abbildungen erschlossen werden. Manche von ihnen erscheinen auf den ersten Blick sehr kryptisch, andere verbergen ihre Geheimnisse in einem scheinbar sehr einfachen offensichtlichen Inhalt.

Die bekannteste alchemistische Abbildung der Chakras und ihrer „Planeten-Siegel“ stammt von dem Regensburger Alchemisten Johann Georg Gichtel (1638–1710). Zumindest Philosophen und Literaturhistoriker kennen seinen Namen noch, da er sich um die Verbreitung der Lehren des großen deutschen Mystikers Jakob Böhme sehr verdient gemacht hat. Gichtel hat sich in älteren Jahren einer Form der Sophienmystik verschrieben und im Amsterdamer Exil einen Kreis von zölibatär lebenden „Engelsbrüdern“ um sich geschart. Sophia, die symbolische Weisheit, wurde oft in Form der schwarzen Madonnen (auch als Isis angesehen) verehrt und gilt als Patronin der Alchemisten, die selbst „Schwarzkünstler“ genannt wurden. Der bekannte Sufimeister des 20. Jahrhunderts Idries Shah wies darauf hin, dass die Verehrung schwarzer Madonnen auf vorchristliche Ursprünge im östlichen Mittelmeerraum zurückgeht. Dort aber konnte „schwarz“ auch als „weise“ gelesen werden, da beide Worte fast gleich als „FHM“ (schwarz) und „FHHM“ (weise) geschrieben wurden. (Shah, *Magie des Ostens)* So ist „Sophia“ also auch wörtlich „die Weise“, und Gichtel hatte sich demnach nicht nur der „weisen“ Kunst der Alchemisten, sondern auch generell der Weisheit verschrieben.

Schwarzkunst nannte man die Alchemie, weil die frühen ägyptischen Alchemisten Heilmittel aus schwarzem Nilschlamm bereiteten. „Schwarz“ konnte aber auch als „weise“, also als „Weise-Kunst“ gelesen werden.

Die Bezeichnung „Schwarzkünstler“ für Alchemisten geht auf die arabische Bezeichnung „al khymia“ oder „el kymia“ zurück, was zum einen einfach „die Chemie“, zum anderen aber „das schwarze Land“ bedeutet. Letzteres ist ein Ausdruck, der in der griechischen Antike für das Land Ägypten verwendet wurde. Im engeren Sinne bezeichnet „al kem“ den schwarzen Nilschlamm, der als Symbol der Fruchtbarkeit und der Isis galt. Tatsächlich experimentierten ägyptische Alchemisten viel mit dieser schwarzen Erde, um aus ihr verschiedene Heilschlamm-Präparate als Heilmittel zu gewinnen.

Gichtel veröffentlichte seine Chakra-Darstellung in der 1696 erschienenen *Theosophia practica.* Sie zeigt, der Beschriftung zufolge, den „ganz irdischen, natürlichen, finsteren Menschen; in Sternen und Elementen“ und wie sich „das Planetenrad in sieben teuflischen Siegeln auf die Seele legt“. Als Planetenrad bezeichnete man damals den Lauf der sieben Gestirne um die Erde. Im Bild hat Gichtel die sieben klassischen Planeten auf dem Körper des Menschen verteilt und ihnen je eine der sieben Untugenden oder Todsünden wie Hoffart, Geiz und Neid zugeordnet. In dieser Verbindung mit den Untugenden bezeichnete er die Planeten bzw. die von ihnen regierten Chakra-Siegel als „teuflisch“.

Teuflische Planeten: Stehen die Planeten in bestimmter Weise mit den Chakras in Resonanz, wirken sie negativ und „fördern die Untugenden". Doch die Alchemisten wussten auch um eine positive Planeten-Verbindung der Chakras und konnten sie gezielt herbeizuführen.

Sie wirken hier also nicht als heilender und heiliger Quell des kosmischen Lichts, sondern als „Ursache allen Übels". Gichtel wollte in diesem Bild also zeigen, unter welchen Bedingungen die Planeten im Menschen negativ (teuflisch) wirken und Untugenden hervorrufen.

In der Abbildung verborgen ist aber auch der Hinweis, wie sie positiv zusammenwirken können und sich die Untugenden in Tugenden wandeln lassen. Das signalisieren schon die drei Farben der Planeten-Siegel Gelb, Blau und Rot. Ein Schillern in Gelb und Blau steht in der Alchemie für Übergangsphasen zum Großen Werk, der Wandlung zum höchsten Schwingungszustand. Letzterer wird durch die Farbe Rot symbolisiert.

Zunächst fällt auf, dass hier die Planeten nicht - wie in vielen alchemistischen Texten - den tatsächlichen Körperorganen zugeordnet sind. Stattdessen nehmen sie eher die aus den indischen Lehren bekannte Lage der Chakras ein. Anders als bei der sonst üblichen alchemistischen Zuordnung ist z.B. der Mond hier nicht dem Gehirn, sondern dem Unterbauch zugeordnet. Saturn wurde auf dem Scheitel statt bei der Milz platziert. Und Merkur, der die Lunge „regiert", liegt hier im Bereich des Bauchnabels. So kann folgende Zuordnung der Planeten zu den Chakras abgelesen werden:

	Chakra	Planet
7	Kronen-Chakra	Saturn
6	Stirn-Chakra	Jupiter
5	Hals-Chakra	Mars
4	Herz-Chakra	Sonne
3	Solarplexus-Chakra	Venus
2	Milz/Sexual-Chakra	Merkur
1	Wurzel-Chakra	Mond

Gichtels Zuordnung nach senkrechter Körperachse

Diese Reihenfolge entspricht genau der sogenannten chaldäischen Reihe der sieben Planeten. Damals wurde die Erde als Mittelpunkt der Planetenbahnen angenommen, und die von den Chaldäern aufgestellte Abfolge sollte ihre abnehmende Entfernung von der

Erde angeben. Verblüffend ist: Werden die sieben Planeten nach ihrer mittleren Bahngeschwindigkeit, beginnend mit dem langsamsten, geordnet, so ergibt sich die gleiche Reihenfolge. Diese Werte entsprechen also der Umlauf-Frequenz des jeweiligen Planeten (die Drehung um die eigene Achse ist eine zweite, viel schnellere Frequenz) und stellen damit eine tatsächliche Schwingung der Planeten dar. Die langsamste Frequenz, die des Saturn, wird hier dem Kronen-Chakra, die schnellste dem Wurzel-Chakra zugeordnet.

Die Planetenfolge mit negativer Wirkung auf den Menschen ist identisch mit der Reihung der Planeten nach ihrer Umlaufdauer um die Sonne.

Gichtel symbolisierte in dem Bild aber noch eine zweite Planetenfolge: Die eingezeichnete Spirale verbindet alle „Siegel“ im Wechsel zwischen oben und unten. Sie verläuft vom Saturn aus ganz nach unten zum Mond und gelangt über Jupiter, Merkur, Mars und Venus zur Sonne (oder in umgekehrter Spiralrichtung von der Sonne zum Saturn).

Eine identische Anordnung der Planeten in dieser senkrechten und spiralförmigen Folge findet sich unter anderem in Bildern von Dionysos A. Freher (1649-1728), die den Aufstieg und Fall Adams symbolisieren. Freher wurde dazu ebenfalls durch die Schriften von Jakob Böhme inspiriert. Der bekannte englische Dichter und Mystiker William Blake (1757-1827) hielt Frehers symbolische Bilder für so bedeutungsvoll, dass er den Künstler mit Michelangelo gleichstellte.

Der Fall Adams, also der „Sündenfall“, symbolisiert den Abstieg des Menschen in die Materie – das heißt, in einen niedrigeren Schwingungszustand. Und für diesen ist die erste der Chakra-Folgen kennzeichnend.

Freher variiert nun die Stellung der Planeten geringfügig, je nachdem, welche Phase im Fall und Aufstieg des Adam er in seiner Bildfolge symbolisiert. Warum, darüber schweigt er sich aus. Ausgesprochen hat das ein Zeitgenosse Frehers - der Alchemist Julius Sperber schreibt: „Die von Gott anfänglich geschaffene Erde war ganz vollkommen und perfekt und auch der Natur und Tugend des philosophischen Steins (= Stein der Weisen) gleich gewesen. Als der Mensch fiel, ward Gott zornig und verfluchte die „rote Erde“ (allegorische Bezeichnung für Adam als perfekt geschaffener Mensch), er zerstörte ihre eingeborene Proportion, verkehrte die Homogenität in Heterogenität und veränderte sie durch Verrückung der Elemente (und so auch der Planetenwellen, die die Elemente erst erzeugen) in einen unflätigen Zusammenlauf der Materie: Davon die Corruption und der Tod erfolget.“ (Sperber, *Theatrum Chemicum II*)

Wenn Freher und Gichtel also eine Planetenfolge angeben, die den Menschen im „finsteren“ Zustand des Falls und der Untugenden symbolisiert, so stellt sie den besagten disharmonischen

„Zusammenlauf der Materie" dar. Die Reihung ist also typisch für einen niedrigen Schwingungszustand, der aber für den „gefallenen Adam", den heutigen Menschen der „Normalzustand" ist. So war diese „finstere" Resonanz-Verbindung der Planeten mit den Chakras auch lange Zeit Ausgangpunkt der heilerischen alchemistischen Arbeit und der persönlichen Bewusstseinsentwicklung der Alchemisten. Erst in den letzten Jahren sollen sich diese Resonanz-Verbindungen, nach den Erfahrungen des Edelstein-Alchemisten Achim Stockhardt, „spontan" immer mehr „gelockert" und verändert haben. Andere, wechselnde Planeten-Resonanzen seien zu finden - insbesondere jene, die der Spiralfolge Gichtels entsprechen. Sie ist die verborgene zweite Chakra-Zuordnung, die den Weg zur Verwandlung der „finsteren" Planetenreihe und damit der Untugenden in Tugenden und der chronischen Krankheiten in Gesundheit aufzeigt. Dabei sind zwei „Wege" möglich: einer, der von der Qualität des Herzens (der Sonne) ausgeht, und einer, der aus mystischer Schau (Saturn) entsteht:

	Chakra	Planet Weg der Mystik	Planet Weg des Herzens
7	Kronen-Chakra	Saturn	Sonne
6	Stirn-Chakra	Mond	Venus
5	Hals-Chakra	Jupiter	Mars
4	Herz-Chakra	Merkur	Merkur
3	Solarplexus-Chakra	Mars	Jupiter
2	Milz/Sexual-Chakra	Venus	Mond
1	Wurzel-Chakra	Sonne	Saturn

Gichtels Zuordnungen als Spiralfolgen der Planeten

Die sieben klassischen Planeten sind in den Lehrbildern der Alchemie aber noch in einer dritten Reihenfolge festgehalten. Diese Abbildungen verbinden zugleich alle drei Planetenfolgen in einer Figur: im Siebenstern.

Die bekannteste derartige Darstellung ist im *Viridarium chymicum* (1624) von D. Stolcius von Stolcenberg zu finden. Hier liegt der Siebenstern der Planeten auf einem Kreis, der die Inschrift trägt: „Visita Interiora Terra Rectificando Inuenies Occultum Lapidem", zu deutsch: „Suche das Untere der Erde auf, vervollkommne es, und du wirst den verborgenen Stein finden" oder leicht modifiziert: „Besuche das Innere der Erde, und durch Rektifikation (wiederholte Reinigung durch Destillation) wirst du den verborgenen Stein finden." Die Anfangsbuchstaben der lateinischen Worte ergeben den Namen VITRIOL, das alchemistische Symbol für den Prozess der Transmutation und auf den Menschen bezogen für dessen Wandlung zum Licht - also für die Erhöhung des Schwingungszustands und den Lichtkörper-Prozess.

Vitriol oder kurz Vril ist das geheime alchemistische Codewort für die dauerhafte Erhöhung des Schwingungszustands, für den „Lichtkörper-Prozess".

Der Kreis mit dem Siebenstern liegt auf einem Dreieck, in dessen Ecken jeweils eines der drei alchemistischen Prinzipien dargestellt ist: In der rechten oberen Ecke sind Merkur (Spiritus, Geist) und Mond zu sehen, darüber ein Vogel, Symbol des Flüchtigen und Geistigen. Links oben Sulfur (Anima, Seele) und die Sonne sowie ein Salamander, das Symbol des Feuers. Unten ist Sal (Corpus, Körper) platziert, symbolisiert als Würfel der Materie.

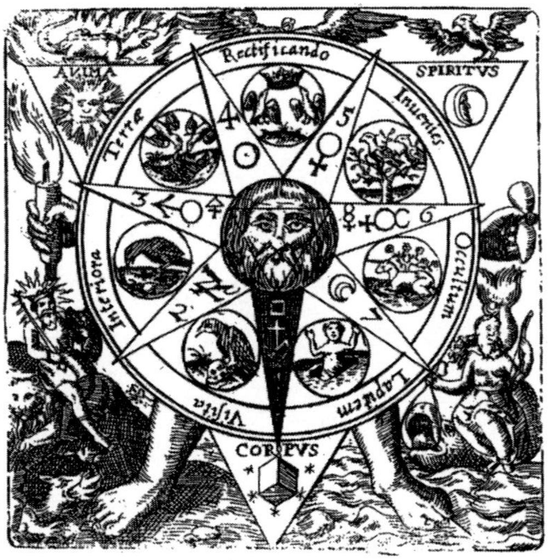

In den Strahlen des Siebensterns liegen die Planeten: in Reihenfolge ihrer Nummerierung ergibt sich die negative „dunkle" Chakra-Resonanz, in der Reihung von Strahl zum gegenüberliegenden Strahl aber die dritte, höchste Chakra-Resonanz.

Der Alte, dessen bärtiges Gesicht in der Mitte des Siebensterns zu sehen ist, hält in der rechten Hand eine Fackel, in der linken eine Fischblase. Sein rechter Fuß steht auf der Erde, der linke im Wasser. Er symbolisiert somit die vier Elemente Erde, Wasser, Feuer und Luft (Fischblase). Die runden Bildmedaillons zwischen den Strahlen des Siebensterns symbolisieren jeweils bestimmte Phasen im alchemistischen Herstellungsprozess. Die Planetenfolgen sind in unterschiedlicher Weise verschlüsselt:

- In jedem Strahl des Siebensterns wurde eines der Planetensymbole eingezeichnet. Die mit Zahlen bezeichnete Abfolge von 1 bis 7 entspricht genau der zuerst beschriebenen Planetenfolge im „dunklen" Zustand.
- Eine der Spiralfolgen der Planeten ergibt sich, wenn man angefangen beim schwarz markierten unteren Strahl des Saturn wechselseitig von rechts nach links nach oben geht - also im

Der Siebenstern und die Zahl 7 gelten in vielen Kulturen als heilig.

Zickzack von einem Strahl zum anderen oder dreidimensional gesehen in Form einer Spirale.

- Der dritte Weg folgt den Sternstrahlen entlang jeweils zum gegenüberliegenden Strahl: von Saturn zu Venus und über Jupiter, Merkur, Mars und Mond zur Sonne.

Sternenweg wird auch jene dritte Chakra-Folge im Siebenstern genannt, die der ursprünglichen, höchsten energetischen Resonanz des Menschen entspricht.

Besonders deutlich wird der „Sternenweg", die dritte Planetenfolge, in einer anderen Abbildung des Siebensterns, die im *Opus maga-cabbalisticum* (1719) von Gregorius Anglus Sallwight (Pseudonym des Bergwerkdirektors und markgräflichen Alchemisten am Hofe von Karlsruhe Georg von Welling (1655-1725)) enthalten ist. Das Buch erfreute sich bei den Rosenkreuzern des ausgehenden 18. Jahrhunderts großer Beliebtheit. Johann Wolfgang von Goethe hat sich in seiner hermetischen Phase intensiv mit diesem Buch beschäftigt und in Randnotizen versucht, den „dunklen Hinweisen, wo der Verfasser von einer Stelle auf die andre deutet", nachzugehen. Durch Goethes „Vermittlung" hat Wellings Schrift später auch die hermetischen Lucifer-Vorstellungen von Rudolf Steiner, dem Begründer der Anthroposophie, stark beeinflusst. Danach war Lucifer als der „Sohn der Morgenröte" das Zentrum der Geist-Welt. Durch seinen Hochmut verursachte er „die Verwirrung seiner herrlichen Geist-Welt in die irdische".

Nach Wellings Interpretation der Johannes-Offenbarung wird Christus nach den Tagen des Weltgerichts „dieses ganze Sonnensystem wieder in seine erste Gestalt verwandeln, wie es vor Lucifers Fall gewesen (...) Und das Licht der ‚göttlichen Thronwelt' mit den ‚sieben Großen Geistern der Offenbarung' (die sieben Planeten)

	Chakra	Planet
7	Kronen-Chakra	Saturn
6	Stirn-Chakra	Venus
5	Hals-Chakra	Jupiter
4	Herz-Chakra	Merkur
3	Solarplexus-Chakra	Mars
2	Milz/Sexual-Chakra	Mond
1	Wurzel-Chakra	Sonne

Wellings Zuordnung der Planeten im Siebenstern

wird sich auf neuem Wege (also in einer anderen Planetenfolge) ergießen." Ähnlich wie Freher den Fall und Aufstieg Adams in verschiedenen Planetenfolgen symbolisiert hat, schuf auch Welling unterschiedliche, zusätzlich mit den zwölf Tierkreiszeichen verbundene Planeten-Schemata. Die göttliche Ordnung des Anfangs verschlüsselte er im Siebenstern-Weg: Er stellt als die dritte Chakra-Zuordnung den höchsten Schwingungszustand dar.

Verblüffend dabei ist: Diese Reihung stimmt genau mit jener Planetenfolge überein, die in der jahrtausendealten Literatur des Ayurveda vorgenommen wird - sie ist die anfangs erwähnte geheime Verbindung der scheinbar so widersprüchlichen Zuordnungen in Alchemie und Ayurveda.

Die ayurvedische Planetenfolge entspricht genau jener dritten, höchsten Chakra-Planeten-Folge der Alchemie.

Diese geheime, mystische Planetenreihe ist aber eigentlich jedem bekannt: Sie ist nämlich in der Folge der Wochentage und damit auch in der biblischen Schöpfungsgeschichte verborgen! Bekanntlich beziehen sich die Namen der Wochentage auf die sieben klassischen Planeten. Der Sonntag, der Tag, an dem die Genesis, die Erschaffung der materiellen Welt vollendet ist, ist der Sonne zugeordnet. Die Reihe der folgenden Wochentage entspricht exakt dieser dritten Planetenfolge. So beginnt in mystischer und kabbalistischer Tradition die Woche auch nicht am Montag, sondern am Sonntag:

Planet	Wochentag
Sonne	Sonntag
Mond	Montag
Mars	Dienstag (franz.: mardi)
Merkur	Mittwoch (franz.: mercredi)
Jupiter	Donnerstag (franz.: jeudi)
Venus	Freitag (franz.: vendredi)
Saturn	Samstag (engl.: saturday)

Zuordnung der Planeten zu den Wochentagen

Genauso, wie in der biblischen Genesis der Sonntag den Abschluss der Materialisierung bildet, ist in dieser Planeten-Chakra-Folge die Sonne dem „dichtesten", „materiellsten" Chakra zugeordnet: dem

Wurzel-Chakra. Aufsteigend zum Kronen-Chakra werden die weiteren Planeten und Wochentage zugeordnet. So steigt die Energie gleichsam von Sonntag bis Samstag vom Wurzel-Chakra aufwärts bis zum Kronen-Chakra. Daraus ergibt sich auch eine ideale Anwendung der Edelstein-Essenzen in Form einer „Wochenkur" mit der jeweiligen Planeten-Tages-Essenz (siehe im Kapitel „Wochenkur mit den Planetenkräften").

Eine Wochenkur mit den Planeten ist durch täglich wechselnde Anwendung der Edelstein-Essenzen möglich. Dadurch wird das jeweilige Tages-Chakra aktiviert und das menschliche Energiesystem auf den höchsten Schwingungszustand eingestimmt.

Die Genesis als Verdichtung der Planetenstrahlen und die Zahl 666

Die Schöpfung soll sechs Tage gedauert haben. Am Sonntag war sie abgeschlossen, und der Schöpfer-Gott ruhte sich aus. Oder nach symbolischer Deutung: Das göttliche Licht „ruht" nach Abschluss des Schöpfungs-Prozesses im Geschaffenen, ist also in der Materie enthalten. Eine schrittweise Schöpfung in 6 Tagen ist aber nach der Planetenfolge nur möglich, wenn der Mond (Montag) die höchste Schwingung repräsentieren würde und die weitere Verdichtung nach der Folge der Wochentage bis zum Sonntag voranschreitet. Aber keine der Planetenfolgen beginnt mit dem Mond als höchster Schwingung. Vielmehr steht am Anfang der mystischen wie auch der anderen beiden Folgen der Saturn – und auch die biblische Schöpfung beginnt mit dem Tag des Saturn, dem Samstag.

Betrachtet man also die Genesis als eine symbolische Beschreibung der Verdichtung feinstofflicher Energien zu Materie, dann gelangt man gemäß der Planetenfolge zu einer anderen Zeitspanne der Genesis: Sie dauerte nicht 6 Tage, sondern von Samstag (Tag der höchsten Schwingung und des Kronen-Chakras) bis Freitag (Tag der zweithöchsten Schwingung und des Stirn-Chakras), von Freitag bis Donnerstag (Tag der dritthöchsten Schwingung oder des Hals-Chakras), von Donnerstag bis Mittwoch usw. insgesamt 6 x 6 Tage (= 36 Tage; 36 ist die symbolische Zahl des Kreises mit seinen 360° und des Tierkreises, dessen 12 Zeichen jeweils 3 Teile von je 10 Grad – die sogenannten Dekane – zugeordnet werden). Nach 6 x 6 Tagen war das Werk vollendet und gleichsam der Kreis von 360° (6 x 6 = 36) geschlossen.

Hinzu kommt ein zusätzlicher „Ruhe-Tag", der Sonntag. Da Gott mit seinem Werk zufrieden war, wurde die Schöpfung zu einem kontinuierlichen Prozess, und so werden nach mystischer Deutung für

den sonntäglichen Ruhetag weitere 6 Tage bis zum erneuten Beginn am nächsten Saturn-Samstag hinzugerechnet. Das ergibt 6 x 6 + 6 Tage oder die viel interpretierte biblische Zahl des „Tieres", der Materie, 666. Wer sie versteht, kann sie aber auch verwandeln:
So symbolisiert die 6 schon in ihrer Form die in den Donut-Ringwirbel einströmende, sich verdichtende Goldene Spirale – man schreibt sie auch vom Rand des Wirbels beginnend zum Strudel in der Mitte. Die 6 ist die Zahl der Polarität, Zeugung und Fruchtbarkeit – also der Materialisation. Ihre Spiegelung ist die Zahl 9.
Die 9 symbolisiert in der Heiligen Geometrie die ausströmende, zum Licht und zur höheren Schwingung führende zweite Goldene Spirale oder den Durchgang durch die verdichtete Materie – man schreibt sie beginnend mit dem kleinen Kreis, der das Wirbelloch repräsentiert, und zieht dann einen langen Haken nach unten, der den Weg durch das Wirbelloch hindurch auf die andere Seite der Donut-Ringwelle symbolisiert. Die 9 führt nach der Mystik aus der Polarität heraus zu den 9 „Ordnungen der Engel". Daher gilt die 9 als Zahl der Priesterschaft, und als 1 + 8 symbolisiert sie die Vollkommenheit und die Rückkehr zum Ursprung. Zahlenmystisch verschlüsselt findet sich das als Quersumme der „materiellen" 666: Diese beträgt 18 oder 1 + 8 = 9.
Eine verblüffende Parallele zur Bedeutung der 9 findet sich im Ayurveda: Hier gehören 9 Planeten zur kosmischen Ordnung, neben den 7 klassischen Planeten noch Rahu und Ketu als oberer und unterer Mondknoten. So gibt es im Ayurveda auch 9 Hauptedelsteine, und auch die ayurvedisch-alchemistischen Edelstein-Essenzen umfassen 9 unterschiedliche Mittel. Die 7 Essenzen der 7 klassischen Planeten, die den 7 Haupt-Chakras des Menschen zugeordnet sind, stellen gleichsam den Weg durch den Wirbeltrichter dar, während die Essenzen des Rahu und Ketu den Eingang und Ausgang des Wirbels – den Kreis der 6 und der 9 – markieren. Auf den Menschen bezogen, wirken sie auf das 8. Chakra und die Fuß-Chakras ein, die ebenfalls Eingang und Ausgang markieren: hier des Energieflusses durch den Körper mit den 7 Chakras.

Die Genesis dauerte 6 - 6 - 6 oder exakter 6 x 6 + 6 Tage – in diesem Zeitrahmen erneuert sich die Schöpfung immer wieder.

Nigredo, Albedo, Rubedo: die drei Wandlungsstufen

Die zentrale Bedeutung der drei unterschiedlichen Planeten-Zuordnungen für den Lichtkörper-Prozess wird aus der alchemistischen Lehre der drei Wandlungsstufen Nigredo, Albedo und Rubedo verständlich.

Nigredo, Albedo, Rubedo: Die drei alchemistischen Wandlungsphasen kennzeichnen im Menschen drei Stufen des Energieniveaus, drei verschiedene Planeten-Resonanzen der Chakras und damit zugleich drei Etappen im Lichtkörper-Prozess.

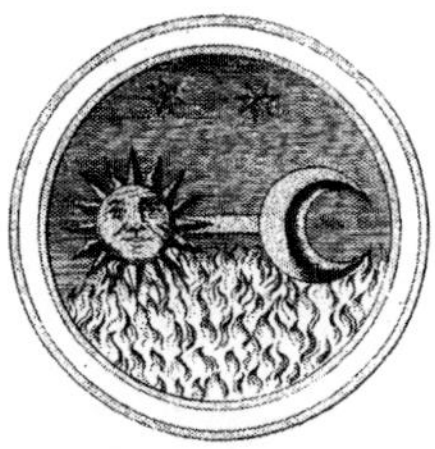

Die Trennung der Prinzipien, hier der Pole Sonne und Mond, um sie im Feuer zu reinigen.

In allen Werken der Alchemie über das Große Werk - die Transmutation der Materie, also die höchste Erhöhung ihres Schwingungszustandes - sind sich die Autoren über eines einig: die Abfolge der farblichen Veränderung, die im Laufe des Prozesses sichtbar sein muss, soll die Verwandlung erfolgreich verlaufen. Diese Farben des Großen Werkes sind Schwarz, Weiß und Rot oder Nigredo (Schwärzung), Albedo (Weißung) und Rubedo (Rötung). Die drei Hauptfarben stehen zugleich für die drei Hauptphasen des Prozesses:

- Schwarz für Separatio, die Trennung der drei Prinzipien,
- Weiß für Purificatio, die Reinigung der getrennten Prinzipien und Vergeistigung,
- Rot für Cohobatio, die Wiederzusammenfügung der drei Prinzipien in einer höheren Ordnung und Vervollkommnung.

Manche Autoren beschreiben auch noch Zwischenschritte wie etwa eine blaue und grüne Färbung vor der Weißung und die Gelbfärbung (Citrinitas) vor der letztlichen Rötung. Die gesamte Farbfolge wird als Pfauenschwanz bezeichnet und ähnelt den Farben des Regenbogens von Violett, Blau und Grün bis zu Gelb, Orange und Rot. Die letzte Stufe, die Rötung, wird auch als „Roter Löwe" bezeichnet.

In ähnlicher Weise muss sich auch die innere, energetische Wandlung beim Menschen im Verlauf des Lichtkörper-Prozesses vollziehen. Gnostisch ausgedrückt, kann so der gefallene Adam aufsteigen und wieder zu der ursprünglich vollkommen geschaffenen „roten Erde" (die biblische Bezeichnung für Adam) bzw. zum „roten Löwen" werden. Dann wird er zum Adam „vor der Sünde", ohne die durch eine Unordnung der Planeten-Elemente hervorgerufenen Untugenden und Krankheiten.

Die Zuordnung der drei Folgen von Planeten und Chakras zu diesen drei Wandlungsphasen wurde bereits angedeutet:

- *Senkrechte Folge:* Gichtel bezeichnet die senkrechte Abfolge entlang der Körperachse gemäß der chaldäischen Planetenreihe als jene des finsteren Menschen (ebenso Freher). Das entspricht dem Anfang des Großen Werks und des Lichtkörper-Prozesses, der Nigredo-Stufe.
- *Spiral-Folge:* Die Zuordnung der beiden Spiral-Folgen wird durch eine Analyse der drei Grundprinzipien, die von den

Planeten repräsentiert werden, offensichtlicher. Also durch die Unterscheidung der sieben Gestirne nach ihrer Zuordnung zu den Prinzipien Sulfur - feurig-solar, Sal - wässrig-lunar und Mercurius - neutral/vermittelnd-merkurial. Sie entsprechen der Albedo-Phase.

- *Siebenstern-Folge:* Die dritte Planetenfolge des Siebensterns, als geheimes Symbol des VITRIOL und damit der alchemistischen Transformation, wurde bereits als höchste Stufe bezeichnet und entspricht damit dem Rubedo. Bestätigt wird diese Zuordnung durch die veränderte Verteilung der drei alchemistischen Prinzipien (siehe dazu: „Der Mensch im Rubedo") sowie durch die Lehren des Ayurveda und die dort vorgenommene Zuordnung der Farben zu den Planeten: Nur in dieser Reihenfolge sind die Farben in der natürlichen Reihenfolge des Regenbogens angeordnet.

Der (energetische) Leib soll im alchemistischen Prozess „zerteilt und gekocht", also energetisch umstrukturiert, aktiviert und gereinigt werden. Dann steht der alte König als junger Prinz wieder auf.

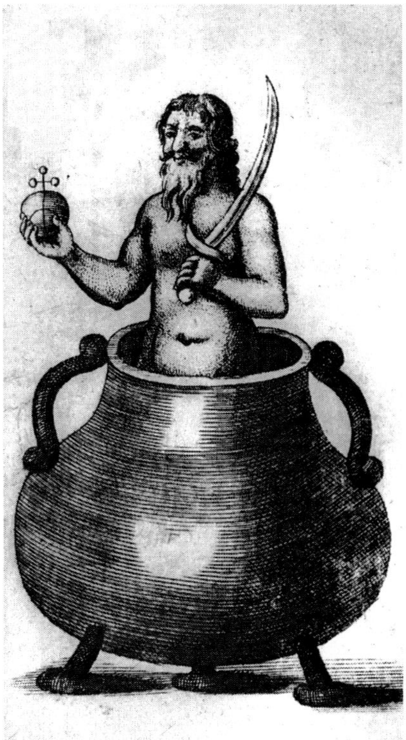

Die Zuordnung der drei Planeten- und Chakra-Folgen zu den drei Wandlungsstufen wird zusätzlich durch die Farben der Planeten in Gichtels Bild bestätigt:

Betrachtet man ihre Anordnung im Siebenstern, so bilden die drei roten Planeten Saturn, Mars und Merkur ein gleichseitiges Dreieck mit nach unten weisender Spitze - ein solches rotes Dreieck steht in der Alchemie für den „philosophischen Merkur", eines der höchsten Lösungsmittel und Voraussetzung für den Wandlungsprozess der Transmutation. Das rote Planetendreieck ist damit ein Symbol für die Rubedo-Stufe.

Das blaue Planetenpaar Mond-Venus und das gelbe Paar Sonne-Jupiter stehen für die getrennten alchemistischen Prinzipien des lunaren Sal und solaren Sulfur. Sie symbolisieren die zweite Phase des Großen Werkes, die Albedo-Stufe.

Der Mensch selbst ist schwarz schraffiert dargestellt, und daher steht die direkt auf seinem Körper dargestellte Planetenfolge für die erste Stufe des Werkes, die „schwarze" Nigredo-Stufe. Sie ist gleichsam die energetische Ausgangsmaterie des Lichtkörper-Prozesses - die sogenannte „prima materia", deren Licht es im Laufe des Großen Werkes zu finden und zu erhöhen gilt.

Der Mensch im Nigredo

Das Lernthema im Nigedo:
„Und wär ich ein tönend Erz und hätte der Liebe nicht, so wär ich nichts."

(Salomo, Das hohe Lied der Liebe)

Lebt ein Mensch in der Planeten-Resonanz der Nigredo-Folge, sind seine Fähigkeiten zur Selbstbeobachtung und Selbsterkenntnis sehr gering ausgeprägt. Er ist zumeist unbewusst und unreflektiert. Oft sind diese Personen gedankenlose Mitmacher, sie sind manipulierbar und einsetzbar wie „seelenlose Soldaten". Als Führungskräfte sind diese Menschen skrupellos und ohne Mitleid. Für sie besteht die Welt nur aus ihren eigenen Wünschen und Bedürfnissen, und sie erwarten von ihrer Umgebung, dass sie diese befriedigt.

	Chakra	Planet	Gattung	Farbe
7	Kronen-Chakra	Saturn	Lunar	Violett
6	Stirn-Chakra	Jupiter	Lunar	Blau
5	Hals-Chakra	Mars	Solar	Gelb
4	Herz-Chakra	Sonne	Solar	Rot
3	Solarplexus-Chakra	Venus	Solar	Indigo
2	Milz- und Sexual- Chakra	Merkur	Neutral Solar und Lunar	Grün
1	Wurzel-Chakra	Mond	Lunar	Orange

Chakras und Planeten-Zuordnungen im Nigredo

Typisch für die Nigredo-Stufe ist die Dominanz des lunaren Prinzips (Wasser), das die oberen Chakras und das unterste bestimmt. Es schließt das solare Prinzip (Feuer) ein und dominiert es - gleichsam wird der Mensch in diesem Zustand von seinen Gefühlen (Wasser) beherrscht, die Bewusstsein und Erkenntnisvermögen (Feuer) dominieren.

Entwicklungsaufgabe im Nigredo: Die Stellung des vermittelnden, geistigen Planeten Merkur im Milz/Sexual-Chakra weist auf die Aufgabe hin, eine höhere Form von Sexualität zu entwickeln. Der Trieb muss durch die Qualität des Herzens, also durch Liebe, reguliert werden. Erzeugen Merkur und die solaren Planeten genügend innere „geistige Hitze", also eine vertiefte Wahrnehmung

und Einsicht, beginnt die „Destillation des Wassers" und damit die Wandlung der Emotionen.
Das Planeten-Feuer-Dreieck wird durch die Verbindung mit Merkur zum geistigen Element Luft. Das trägt dazu bei, den in der Alchemie „Feuerschrack" genannten „Blitz der Erkenntnis" zu zünden. Freher lokalisierte den Schrack in seinen symbolischen Zeichnungen in der Sonne und damit im Herzen. Und Jakob Böhme betont: „Durch Reibung geht ein Feuerblitz aus dem Rad der Planeten auf, der ‚Schrack'. Wenn er in seine Mutter, die Herbigkeit, kommt, wird er zur Quelle des zweiten Lichtprinzips, der ‚unerforschlichen Liebe'." (Böhme, *Drey Principia*) Mit dieser „Herbigkeit" sind emotionale Krisen, etwa durch Schocks, Angstzustände und Trauer gemeint. Durch sie werden Geist und Seele so lange umhergetrieben, bis es zur Bewusstwerdung der tieferen Ursachen für diese „emotionale Herbigkeit" kommt. Das ist die seelisch-geistige „Reibung", die schließlich Einsicht, Erkenntnis und Verstehen erzeugt. Wird dieses tiefere Verstehen auch zu einem neuen liebevollen Handeln genutzt, wird die zweite Lichtquelle entzündet: Das Licht der vergeistigten Liebe des „hohen Merkur" leuchtet in das Leben des Menschen und „lockt" ihn, zu ganz neuen Ufern aufzubrechen und in sein bisheriges Leben mehr „Tiefgang" zu bringen.

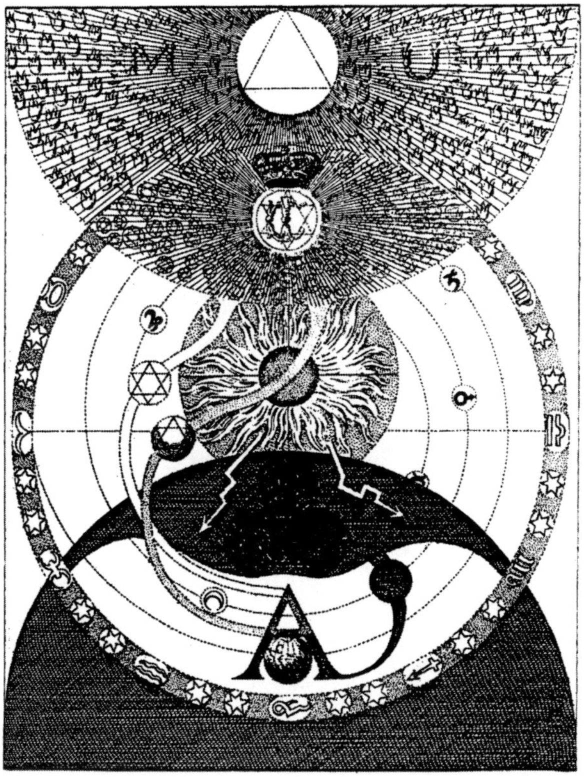

Die „dunkle", niedrigschwingende Planetenfolge wird unterbrochen: Der „Feuerschrack" als Blitz der Erkenntnis hat das Herz (Kreismitte) entzündet. Dadurch kann der Aufstieg Adams (A) aus dem Schattenreich beginnen.

Letztlich führt also Einsicht, „Erkenntnis" des Herzens und die Liebe aus der Nigredo-Stufe heraus. Erst dadurch wird die nötige Trennung des lunaren und solaren Prinzips, die in die nächste Entwicklungs- und Wandlungsstufe führt, möglich.

Der Mensch im Albedo

Ein Mensch auf der Albedo-Stufe ist mitten im Weg zur Bewusstheit. Er arbeitet gezielt an seiner Wahrnehmung und Persönlichkeit, bemüht sich um Selbstreflexion und Achtsamkeit und bringt anderen zunehmend Mitgefühl entgegen. Seine Geschlechtlichkeit kommt jedoch noch oft in Widerspruch mit der Entwicklung einer höheren Form von Liebe (was nicht heißt, dass diese höhere Liebesform frei von Sexualität und Emotionalität sein soll).

Typisch für beide Albedo-Stufen ist eine strikte Trennung des solaren (Feuer-) und lunaren (Wasser-) Prinzips mit dem neutralen Merkur in der Mitte, im zentralen Herz-Chakra. Das entspricht der für die Albedo-Stufe kennzeichnenden Reinigung der getrennten Prinzipien und ihrer Vergeistigung. Das Planeten-Feuer-Dreieck steht dem Wasser-Dreieck gegenüber, in der Mitte der grüne Merkur. Das heißt, die Schöpfungsspiralen des Feuers und des Wassers treffen sich in der Mitte des Wirbels, ohne sich zu verbinden - noch werfen sie nur ihren Schatten auf die „Smaragdtafel" des neutralen grünen Merkur im Herzen.

Nachdem das geistig-vermittelnde Prinzip des Merkur beim Erwachen der Nigredo-Stufe das zweite Chakra und die sexuellen Triebe in eine bewusstere Ausdrucksform gehoben hat, geht es nun in der Albedo-Stufe darum, Herz-Gefühl und Herz-Energie zu erhöhen.

	Chakra	Planet	Gattung	Farbe
7	Kronen-Chakra	Saturn	Lunar	Violett
6	Stirn-Chakra	Mond	Lunar	Orange
5	Hals-Chakra	Jupiter	Lunar	Blau
4	Herz-Chakra	Merkur	Neutral Solar und Lunar	Grün
3	Solarplexus-Chakra	Mars	Solar	Gelb
2	Milz- und Sexual- Chakra	Venus	Solar	Indigo
1	Wurzel-Chakra	Sonne	Solar	Rot

Albedo-Stufe 1 - Der Weg der Mystik

	Chakra	Planet	Gattung	Farbe
7	Kronen-Chakra	Sonne	Solar	Rot
6	Stirn-Chakra	Venus	Solar	Indigo
5	Hals-Chakra	Mars	Solar	Gelb
4	Herz-Chakra	Merkur	Neutral Solar und Lunar	Grün
3	Solarplexus-Chakra	Jupiter	Lunar	Blau
2	Milz- und Sexual- Chakra	Mond	Lunar	Orange
1	Wurzel-Chakra	Saturn	Lunar	Violett

Albedo-Stufe 2 - Der Weg des Herzens

Entwicklungsaufgabe im Albedo: Die Stellung des vermittelnden, geistigen Planeten Merkur im Herz-Chakra weist darauf hin, eine höhere Form von Liebe zu entwickeln. Damit wird der im Nigredo mit dem Zünden des „Feuerschrack" im Herzen als Blitz der Erkenntnis begonnene Prozess fortgesetzt.

Ähnlich wie im Labor die Stoffe destillieren, also erhitzt werden, verdampfen und wieder kondensieren, wird auch der Mensch wechselseitig durch Feuer und Wasser gereinigt: Die unteren drei „Gefühls-Chakras" und die oberen drei „Geist-Chakras" stehen in wechselnder Planeten-Resonanz. Nur durch die Entwicklung des Herzens kann die Trennung in Licht und Dunkel, Gut und Böse und eine bewusste Wahl zwischen beiden erfolgen. In dieser Phase gilt es jeden Tag aufs Neue, „das Feste und Dunkle" abzusondern und Körper, Geist und Seele zu immer reinerem Licht zu destillieren.

Gleichsam betont der Alchemist Salomo Trismosis im 16. Jahrhundert: Geist und Seele (Feuer und Wasser) werden „durch eine gelinde Kochung" (Reinigung durch Destillation) aus dem Körper gelöst und ihm später wieder zugeführt, wodurch dieser dann beständig werde „in der Kraft des Geistes". (Trismosis, *Splendor solis*)

Und Jakob Böhme betont: „Wir haben das Centrum Naturae in uns: Machen wir einen Engel aus uns, so sind wir das; machen wir einen Teufel aus uns, so sind wir das auch: wir sind allhier im Machen in der Schöpfung, wir stehen im Acker."

Das Lernthema im Albedo:

**„Erwecke die Stimme ihres Herzens,
lass es lodern darin wie Feuer,
damit zerschmilzt,
was sich verhärtet,
und ihr Gemüt sich erhebe und spreche:
das ist das Böse,
das will ich nicht;
das ist das Gute,
das will ich!"**

(Zaratustra)

Saturn gilt nur den Anfängern der Alchemie als Niedrigstes, als das Blei. Für Fortgeschrittene wird er zum Einweihungssymbol für das Große Werk: „Der Saturnus ist aller Goldsuchender Vater und die erste Pforte der Geheimnisse. Mit diesen werden die Pforten der verborgenen Wissenschaften eröffnet", schrieb der Alchemist Michael Maier 1708.

Die Reinigung und Vergeistigung der getrennten Prinzipien ist möglich, indem die Resonanzen der drei lunaren Planeten - und damit die Emotionen - in eine höhere Schwingung wechseln. Dazu werden sie „destilliert", d.h. durch das Feuer des Geistes und der Selbsterkenntnis „gereinigt".

Die höheren Schwingungen der solaren Planeten wiederum sollen ihr geistiges Feuer in die Materie des Körpers tragen. Das geschieht im Alltag durch Achtsamkeit und gelebte Spiritualität.

Der Wechsel von Saturn und Sonne im Kronen- und im Wurzel-Chakra entspricht der Wandlung von Blei (Saturn) zu Gold (Sonne) bzw. der Wandlung des niedrigen „irdischen" Saturn in seine hohe Schwingungsqualität. Die Transmutation kann aber nur gelingen, wenn das Herz seine höhere „Merkur"-Qualität, also eine höhere Form der Liebe entwickelt. Auch im praktischen Laborprozess wird eines der höchsten Lösungsmittel daher als „philosophischer Merkur" bezeichnet. Ohne ihn ist das Große Werk, die Transmutation der Metalle und für den Alchemisten das Erreichen des eigenen höchsten Schwingungszustands nicht möglich.

Die prominente Stellung des Saturn im Kronen-Chakra mag verwundern, da er eigentlich das Blei und damit das am tiefsten schwingende Metall symbolisiert. Saturn(e), dessen Name der berühmte Alchemist des 20. Jahrunderts Fulcanelli als Anagramm von „natures" liest, gilt einerseits als das leibliche, ursprüngliche Prinzip und damit die Wurzel des Werkes. Nach Jakob Böhme trägt er die „goldene Frucht" aus, doch „der Werkmeister dieses Kindes ist Mercurius". (Böhme, *De signatura rerum*) In der Mythologie war Saturn-Kronos einst der stolze Herrscher des ewig jungen „Goldenen Zeitalters", doch sein Sohn Jupiter stürzte ihn und - wie es in der Ilias heißt - verstieß ihn unter die Erde. Seitdem verkörpert Saturn den zerstörerischen Aspekt von Zeit, den Gevatter Tod, die Auflösung. In der Alchemie gilt Saturn daher auch als das „anfängliche Tor der Finsternis" im Werk, durch das die Materie hindurch muss, „um im Licht des Paradieses erneuert zu werden". (Aeyrenaeus Philalethes, *Ripley Revived*, 1677)

Bei den antiken Neuplatonikern stieg Saturn aber auch „zur erhabensten Gestalt des Götter-Pantheons" auf. Dem griechischen Philosphen Plotin (205-270) zufolge symbolisiert er den „reinen Geist", und der berühmte mittelalterliche Arzt Agrippa von Nettesheim (1486-1535) nennt ihn „einen großen, weisen und verständigen Herren, den Urheber der stillen Betrachtung" und „einen Bewahrer und Entdecker der Geheimnisse". (*De occulta philosophia*)

In den alchemistischen Wandlungsphasen spielen der Saturn und die Resonanz mit seinen Planentenwellen eine so wichtige Rolle, da sie eine besondere Kraft zur Auflösung und Wandlung besitzen. Die Saturn-Resonanzen sind gleichsam der Motor der fortschreitenden Transformation im Lichtkörper-Prozess, denn nur durch Auflösung kann das Neue entstehen. Seine Funktion als „Hüter der Schwelle" übt er nicht nur an der Grenze des Todes aus - jede Art von Transformation zum Licht unterliegt seiner strengen Prüfung. So gilt es, die Saturn-Qualität in sich immer wieder aufs Neue zu wandeln: von der saturnischen Ursprungsmaterie zum reinen Saturn-Geist.

Der Weg dieser Vergeistigung und „Transmutation" des Saturn in der Albedo-Stufe geschieht durch eine Vergeistigung der polaren Kräfte von Wasser und Feuer und damit der Denk-Chakras und der Vital-Chakras, also auch von Fühlen und Denken. Das ist Voraussetzung für die schrittweise Energieerhöhung aller Chakras. Auf diese nötige Energiesteigerung - neben der erwähnten Reinigung - weist die „Destillation" ebenfalls hin, denn eine Verdunstung und Verflüchtigung (= Vergeistigung) ist nur durch Energiezufuhr möglich. Erst wenn alle Chakras ihre Energie erhöhen, kann das Herz-Chakra die Qualität der höheren Liebe beständig ausstrahlen.

Transformations-Prozess: Sobald nur eines der Chakras deutlich weniger Energie besitzt, lädt es sich auf Kosten der anderen auf und Transformation und Lichtkörperentwicklung werden gebremst.

Auf diese Voraussetzung für einen Transformations-Prozess wies bereits der spirituelle Lehrer G. I. Gurdjieff hin. Solange nur eines der sieben Chakras - Gurdjieff teilt sie in das Denk-Zentrum (die oberen drei Chakras), das Gefühls-Zentrum (Herz-Chakra) und Bewegungs-Zentrum (die unteren drei Chakras) ein - deutlich weniger Energie besitzt, lädt es sich auf Kosten der anderen auf. Viele Formen der Körper- und Energiearbeit verlieren an Effektivität, weil sie einseitig immer wieder nur einzelne Chakras aufladen, aber nicht alle zusammen. Wird beispielsweise das Bewegungs-Zentrum, also die unteren drei Chakras, zuwenig aufgeladen, zieht es die Energie vom Gefühls-Zentrum ab. Die Folge: Der Mensch wird gefühlskalt und neigt zu Drogen und Alkohol. Durch eine gleichmäßige Energieerhöhung aller Chakras aber wird das Energiesystem schließlich in einen Zustand versetzt, in dem die nächste Wandlungsphase - das Rubedo - und eine völlig neue Form des Energieflusses beginnen kann. Die gleichmäßige Aufladung aller Energiezentren unterscheidet auch die regelmäßige Anwendung der alchemistischen Edelstein-Essenzen als „Wochenkur" von der kurzzeitigen Einnahme von Einzel-Essenzen für therapeutische Zwecke. Bei letzterer wird gezielt das

Energieniveau eines Chakras erhöht, um ein akutes Defizit auszugleichen. Dadurch lässt sich aber der Lichtkörper-Prozess und der Schritt zur nächsten Wandlungsphase nur ungenügend einleiten.

Der Mensch im Rubedo

Das Lernthema im Rubedo:
„Der, welcher wandert diese Straße voll Beschwerden,
wird rein durch Feuer, Wasser, Luft und Erden.
Wenn er des Todes Schrecken überwinden kann,
schwingt er sich aus der Erde himmelan.
Erleuchtet wird er dann im Stande sein,
sich den Mysterien der Isis ganz zu weihn."

(aus Mozarts Zauberflöte)

Lebt ein Mensch in der Planeten-Resonanz der Rubedo-Folge, liefert er sich den Dingen nicht mehr aus, sondern hat die ausgeprägte Fähigkeit zu Selbstdistanz, Selbstreflexion und Selbstbeobachtung. Die Entwicklung seiner Spiritualität ist ihm ein inneres Bedürfnis. Ein Rubedo-Mensch erkennt, dass sein Körper ein Labor ist, mit dem sein Geist experimentieren kann. Er selbst ist in der Lage, die Schöpfung zu vollenden und seinen Organismus zur größtmöglichen Schwingungserhöhung zu führen.

Typisch für die Rubedo-Stufe ist eine harmonische, wechselseitige Verbindung des solaren (Feuer-) und lunaren (Wasser-) Prinzips mit dem neutralen Merkur in der Mitte, im zentralen Herz-Chakra. Das entspricht der Cohobatio, der Wiederzusammenfügung der drei Prinzipien in einer höheren Ordnung und Vervollkommnung.

Während die Trennung der drei Prinzipien in der Albedo-Stufe in den Bildern der Alchemie symbolisch oft als Mord des Königs und seine Auflösung dargestellt wird, ist die Zusammenfügung der Rubedo-Stufe die Auferstehung des verjüngten Königs.

Chakra	Planet	Gattung	Farbe
7 Kronen-Chakra	Saturn	Lunar	Violett
6 Stirn-Chakra	Venus	Solar	Indigo
5 Hals-Chakra	Jupiter	Lunar	Blau
4 Herz-Chakra	Merkur	Neutral Solar und Lunar	Grün
3 Solarplexus-Chakra	Mars	Solar	Gelb
2 Milz- und Sexual-Chakra	Mond	Lunar	Orange
1 Wurzel-Chakra	Sonne	Solar	Rot

Chakras und Planeten-Zuordnungen im Rubedo

Entwicklungsaufgabe im Rubedo: Die Stellung des vermittelnden, geistigen Planeten Merkur im Herz-Chakra drückt hier die Aufgabe aus, die polaren Prinzipien Feuer und Wasser, Denken und Fühlen, im Ausgleich zu halten. Es gilt, die hohe Harmonie und das hohe Energieniveau der Chakras auch im ständigen Fluss des Lebens zu bewahren. Das Erreichen eines solchen Zustands ist noch keine Garantie, ihn auf Dauer halten zu können. Berichte über „gefallene Meister" gibt es viele. Erst im normalen Alltag muss sich daher beweisen, ob die Rubedo-Stufe der höchsten Schwingung dauerhaft erhalten werden kann oder ein einmaliger, kurzzeitiger Zustand höchsten Glücks bleibt.

„Entwicklungshilfe" durch die Edelstein-Essenzen

Mit Hilfe der Edelstein-Essenzen kann das Voranschreiten in jeder der drei Entwicklungsphasen, Nigredo, Albedo und Rubedo, unterstützt werden:

- durch Anwendung der „Wochenkur" als ständige energetische Aufladung der Chakras und Erinnerung an ihre höchste Planeten-Resonanz (siehe ausführlich im Kapitel „Wochenkur mit den Planetenkräften"), um gezielt geistig-spirituelle Wachstumsprozesse anzuregen und den Lichtkörper-Prozess zu fördern,
- durch gezielte Einnahme einer einzelnen Essenz, die bei der Lösung der jeweiligen Chakra-Disharmonie oder der bereits daraus entstandenen körperlichen Erkrankung hilft.

Für Körper, Geist und Seele: Durch tägliche Anwendung der Edelstein-Essenzen kann körperliche Heilung angeregt, die Seele harmonisiert und spirituelles Wachstum gefördert werden.

Welche energetischen Prozesse dabei im Organismus stattfinden, macht die Laborarbeit dem Alchemisten im Außen auf ganz praktische Weise verständlich: Jede der Planetenfolgen in den drei Wandlungsstufen Nigredo, Albedo und Rubedo stellt für ihn nämlich auch eine Anleitung für die Laborpraxis dar, denn alle Arbeitsschritte werden durch einen bestimmten Planeten symbolisiert. So steht etwa der Mond für das Lösen und Verflüssigen und Saturn für die Gärung und Zersetzung. Beispielsweise ergibt die Rubedo-Reihe folgenden Ablauf der Laborarbeit; zugleich stehen die Planeten für bestimmte Schritte der Bewusstseinsarbeit, so dass sich auch dazu eine sinnvolle Anleitung allein aus der Folge der Planeten ergibt:

Planet	Laborarbeit der Rubedo-Stufe	Bewusstseinsarbeit in Rubedo
Saturn	Gärung und Zersetzung der Ausgangsstoffe	Erkenntnisgewinn durch Analyse, These, Synthese
Venus	nasse Destillation und Abscheidung	Prüfen der Synthese für die Anwendung
Jupiter	trockene Destillation und Eindampfen	Denken und Fühlen dazu in Einklang bringen
Merkur	Glühen, Oxidieren der Destillationsreste (Veraschen)	Anwendung auf das eigene Leben, wodurch innere Entwicklung möglich wird
Mars	Fixieren des Flüchtigen	Stabilität in der Erkenntnis durch Erfahrung
Mond	Lösen und Verflüssigen	Tiefere Selbsterkenntnis durch die praktische Anwendung als Schöpfungsprozess
Sonne	Erhöhung durch Zirkulieren im Sonnenlicht	Verwirklichung der Erkenntnis auch in Einklang mit der Schöpfung und dem „großen Ganzen"

Natürlich gibt es noch viele Feinheiten des Prozesses, die der Alchemist herausfinden muss, soll das Große Werk gelingen. Die praktische Arbeit aber dient ihm zur Kontrolle, ob der gefundene Weg der inneren Entwicklung richtig ist und der Lichtkörper-Prozess erfolgreich sein wird. Der letzte traditionelle „Härtetest" dafür ist nichts anderes als eine Transmutation der Metalle - die sagenumwobene Verwandlung von Blei in Gold. Eine für Heilzwecke verwendete Vorstufe des Großen Werkes ist das „Aurum Potabile", das „Trinkgold der Alchemisten". Auch dieses Kleinod alchemistischer Kunst ist seit kurzem wieder erhältlich. Näheres darüber ist im letzten Kapitel des Buches zu finden.

Zwar sind die Edelstein-Essenzen noch kein Ergebnis des Großen Werkes, aber auch ihre Herstellung ist höchst ungewöhnlich. Und durch die besondere Beziehung der Edelsteine zu den Chakras ist auch ihre Wirkung besonders tiefgreifend, harmonisierend und energetisierend.

Wird eine Edelstein-Planeten-Essenz eingenommen, verändert sie eine Zeit lang die Resonanz des Menschen: Er wird zur Antenne für die höher schwingenden Anteile der jeweiligen Planeten-Schwingung. Bei regelmäßiger Einnahme wird das jeweilige Chakra immer wieder „angestubst". Dadurch lernt es nach und nach, diesen „Klang" von sich aus zu halten. So verwandelt es sich in eine ständige Antenne für diese Frequenz. Mit Hilfe der alchemistisch-ayurvedischen Edelstein-Essenzen kann also jeder seinen „Chakra-Planeten-Empfang" neu einstellen - vergleichbar einer Kanal-Einstellung beim Radio. Das Chakra empfängt dadurch sozusagen auch die Obertöne der Planeten. Von dem musikalischen Phänomen der Obertöne ist bekannt, dass der Mensch durch die hohen Schwingungen in einen anderen Bewusstseinszustand versetzt werden kann. Alle anderen, „stofflicheren" Töne des Musikstückes verlieren beim Auftreten von Obertönen weitgehend ihre Wirkung. Ähnlich ist es bei den Chakras: Stellen die Edelstein-Essenzen eine Resonanz zu den hohen Schwingungen her, verlieren die „tiefen" Planetenverbindungen ihre Wirkung.

Chakra-Antenne wird die Fähigkeit der Chakras genannt, mit verschiedenen Schwingungen der Planeten in Resonanz treten zu können. Die Edelstein-Essenzen stellen dabei „den richtigen Sender", also die höchstmögliche Schwingung ein.

Die Qualität der menschlichen Chakra-Antenne - also mit welcher Planetenschwingung das Chakra in Resonanz treten kann - wird normalerweise durch die eigene Ausstrahlung, das erwähnte „innere Licht" bestimmt. So kann - wie beschrieben - derjenige am besten die hohen Planetenwellen des „äußeren Lichts" empfangen, der selbst Liebe im Herzen ausstrahlt. Dann können sich beide hohen Energiequalitäten ständig aufs Neue als „Lichtsprache" der Goldenen Spiralen vereinen. Dabei sind die Edelstein-Essenzen nur ein Hilfsmittel, um die innere Güte der eigenen Planeten-Antenne zu verbessern - nicht mehr, aber auch nicht weniger. Wer weiß, wie schwer es z.B. ist, ein sogar schon bewusst gewordenes Denk- und Verhaltensmuster zu ändern und seine Energie auf einem hohen Niveau zu halten, wird dieses Hilfsmittel sehr zu schätzen wissen. So wirken die Essenzen auch wie eine Art Leuchtfeuer im Heilungs- und im Lichtkörper-Prozess: Sie markieren für das Chakra den „Weg zum Licht" und helfen ihm, den „richtigen Planeten-Ton" zu treffen.

Die Wirkung im Heilungsprozess: Bei der Anwendung im Heilungsprozess wird gezielt das Energieniveau eines Chakras erhöht, um ein akutes mit den jeweiligen Krankheitssymptomen verbundenes Defizit auszugleichen. Da der Organismus automatisch bereits versucht hat, den Mangel durch ein Abziehen von Energie aus den benachbarten Chakras zu beheben, sind oft auch diese unterversorgt. Dann muss eine Mischung mehrerer Essenzen eingesetzt werden. Wird der Energieausgleich mit Hilfe der Essenzen eine Zeit lang fortgesetzt, wird der Energiemangel ausgeglichen. Der Organismus kann seine Selbstheilungskräfte wieder mobilisieren und stellt dann die ursprüngliche, gesunde Harmonie wieder her.

Energiemangel wird ausgeglichen und dadurch können die unterschiedlichsten Leiden gelindert werden.

Die Wirkung im Lichtkörper-Prozess: Damit die alchemistischen Edelstein-Essenzen eine tiefgreifende energetische Wirkung entfalten und den Lichtkörper-Prozess und damit die Transformation des Menschen einleiten können, sollten sie am besten in Form der „Wochenkur" (siehe dazu ausführlich im Kapitel „Wochenkur mit den Planetenkräften") eingesetzt werden. Bei dieser regelmäßigen Anwendung werden alle Chakras gleichmäßig aufgeladen und auf die höchst mögliche Resonanz mit den Planeten eingestimmt. Erst wenn keine Defizite in Nachbar-Chakras mehr ausgeglichen werden müssen, kann das gesamte Energiesystem auf ein völlig neues Niveau ansteigen. Dann beginnt etwas völlig Neues: Das Energiesystem öffnet sich in neuer Weise übergeordneten Steuerungsebenen und schaltet auf einen höheren „Betriebszustand" um. Diesem Phänomen, das zum Teil bereits messtechnisch nachgewiesen werden kann, ist man am *LIFE*-TESTinstitut in Emmendingen und in dessen Partnerinstituten auf der Spur:

Neue Qualität: Kann das natürliche Energieniveau gesteigert und auf hohem Level gehalten werden, tritt auch eine neue Qualität ein – der Lichtkörper-Prozess beginnt.

Beispielsweise zeigen Potential-Messungen des Gehirns, dass dessen Aufladung längere Zeit das normale Maß um mehr als das Hundertfache übertreffen kann, und auch der Hautwiderstand kann auf das Zwanzigfache hochgeschraubt werden – Zustände, die normalerweise gefährliche Gesundheitskrisen des Körpers anzeigen würden. Dabei treten dann Phänomene auf, die sonst nur von Yogis und wenigen Sensitiven bekannt sind, wie Aurasichtigkeit, Telepathie und energetische Heilkräfte.

In der sogenannten HFS-Fotografie, einer weiterentwickelten Form der Kirlian-Fotografie, wird ein solcher neuer „Betriebszustand" als sogenannter „energetischer Fingerring" sichtbar. Dieser tritt unabhängig von den sonst im Bild sichtbaren, aus der Akupunktur bekannten Meridian-Energien und eventuell aktivierten Chakras auf. Erste Versuche zeigen, dass diese Zustände durch besonders intensive Meditationen bei entsprechend Geübten, durch die Anwendung von echten tibetischen Kristall-Dorje (kunstvolle, aus Bergkristall gefertigte Ritual-Objekte des Buddhismus), durch die Einnahme des Aurum Potabile (zu diesem Trinkgold der Alchemisten siehe ausführlich im Schlusskapitel des Buches) und durch einige andere Hilfsmittel und Methoden erzielt werden. Zumindest kurzzeitig werden dann im elektrofotografischen Bild die „Hochenergie-Verbindungen" zwischen den einzelnen Fingerkuppen in ihren Anfängen sichtbar. Können diese Verbindungen vollendet und stabilisiert werden, entsteht ein ganz neuer „Energiekanal" - vergleichbar den erwähnten neuen Energiequellen beim Kundalini-Phänomen. Dann verbinden sich die Energien der zwölf Hauptmeridiane gewissermaßen zu einem einzigen Energiestrahl.

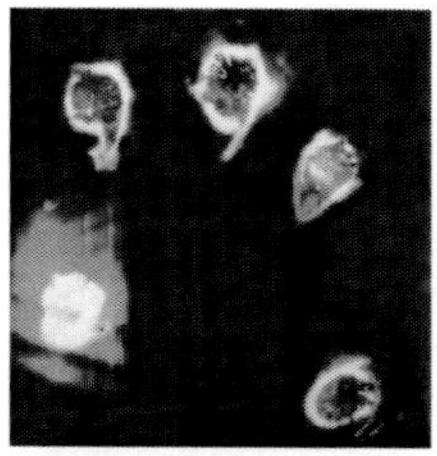

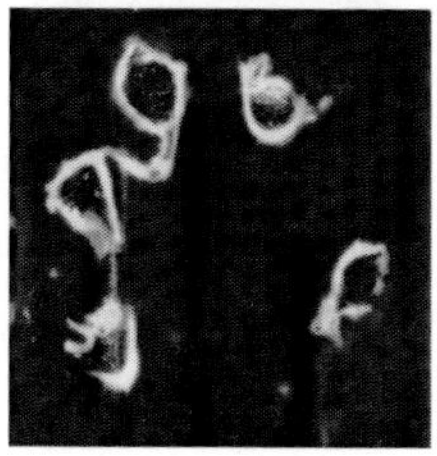

Energetischer Fingerring: Dieses Phänomen tritt in der HFS-Kirlian-Fotografie nur auf, wenn besondere übergeordnete Steuerungsebenen aktiviert werden. Dabei werden getrennte Energiesysteme verbunden, wodurch eine Art „Hochleistungs-Energiefluss" möglich wird.
Bild oben vor, darunter nach Aktivierung.

Ähnlich wie erst besonders geübte Meditierende den Beginn eines solchen Zustands erreichen können, ist es auch bei Nutzung alchemistischer Essenzen nicht mit einer sporadischen Einnahme über einige Wochen getan. Erst die regelmäßige, konsequente Anwendung kann eine derart grundlegende Veränderung des Energiesystems bewirken und der nötigen begleitenden Persönlichkeitsentwicklung Raum geben. Offenbar scheinen jedoch diese Prozesse im Laufe der letzten Jahre immer schneller möglich zu sein. Das legen die bisherigen Beobachtungen per HFS-Fotografien nahe.

Derartige „Entwicklungshilfen" durch die alchemistisch-ayurvedischen Edelstein-Essenzen wurden bereits im alten Indien für bestimmte Menschen gezielt eingesetzt. So sollen die Maharadschas Altindiens, jene Großkönige, die als eine Art Priesterkönig zugleich Herrscher und Heiler waren, mit Hilfe der Edelstein-Essenzen auf ihr Amt vorbereitet worden sein:

In einer Sieben-Jahre-Kur erhielten die Anwärter in jedem Jahr eine der Edelstein-Essenzen - vergleichbar der Wochenkur mit den Planetenkräften, bei der an jedem Tag der Woche eine andere Essenz eingenommen wird. Auf Basis des persönlichen Jahreshoroskops errechneten die indischen Astrologen das nächste „Sonnen-Jahr" der Person, also ein Jahr, in dem der Planet Sonne am dominantesten ist. In diesem Jahr wurde mit der Einnahme der Sonnen-Essenz des Rubin begonnen. Im zweiten Jahr folgte die dem Mond zugeordnete Perlen-Essenz und in den darauffolgenden Jahren jeweils die nächste Essenz nach der ayurvedischen Chakra-Planeten-Folge. Idealerweise sollte damit beim Übergang vom 27. zum 28. Lebensjahr (die Verbindung des Sieben- und des

Neun-Jahre-Zyklus) begonnen werden. Insgesamt sollten vier Sieben-Jahre-Kuren durchgeführt werden, so dass der Anwärter etwa im Alter von rund 56 Jahren bereit war, die Funktion des Maharadschas, des Großkönigs, zu übernehmen. Nur wer bis dahin den Lichtkörper-Prozess so weit durchschritten hatte, dass er größere heilerische Fähigkeiten entwickeln konnte, wurde zum „Herrscher der Herrscher" gekürt. Seine Heilkräfte galten als äußerer Beweis für das Erreichen des höheren Schwingungszustands. Auf diese Weise sollte erreicht werden, dass nur wirkliche Priesterkönige zum Maharadscha wurden. Freilich wurde das auch damals schon nicht selten durch Intrigen und politische Ränkespiele vereitelt. Ein Umstand, den auch Paracelsus zu seiner Zeit mehrfach beklagt hat: „Ich sage, dass mein höchster Wunsch wäre, dass es noch in der Welt unter den Fürsten, Königen und Herren so wäre, wie es zu den Zeiten der Magi gewesen ist. Dann würden die Tugenden in allen Dingen so wunderbar sein (...) Aber die Magi sind nicht mehr da, die Trunkenbolde sind gekommen, da ist nichts Magisches mehr, nur Dirnenjäger und Spieler, Räuber und Diebe sind da. Es ist erbärmlich, dass so gar kein Magus unter den Fürsten ist."

Medizin der Maharadschas wurden die Edelstein-Essenzen genannt. Doch die indischen Herrscher wurden damit nicht nur therapiert, sondern sogar über Jahre hinweg auf ihr Amt als Priesterkönige vorbereitet.

So geriet auch das Wissen um die spezielle Anwendungsform der „Medizin der Maharadschas" als Sieben-Jahre-Kuren in Vergessenheit. Erst jetzt werden ihre Möglichkeiten als Hilfe im Lichtkörper-Prozess wiederentdeckt.

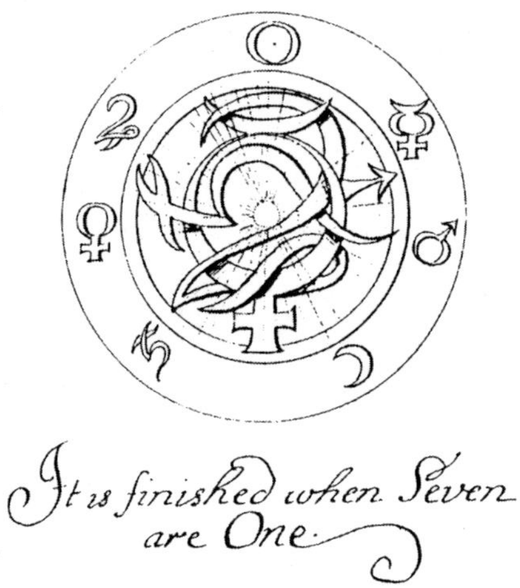

„Es ist vollendet, wenn Sieben Eins sind." (D.A. Freher, Paradoxa Emblemata, 18. Jhd.)
Die sieben Planeten des Altertums - im Außenring von oben nach rechts: Sonne, Merkur, Mars, Mond, Saturn, Venus und Jupiter - sind in der Mitte in einem Symbol vereint. Diese harmonische Verbindung der sieben planetaren Urkräfte ist nach Jakob Böhme das Ziel des alchemistischen Werkes.

4

Das Farblicht der Planeten und seine Gewinnung aus den Edelsteinen

Farblicht spielt seit Jahrtausenden eine bedeutende Rolle in Heilkunst und Spiritualität. Bereits im alten Ägypten und im antiken Griechenland sollen Sonnenlicht, farbige Räume und durch die Sonne angestrahlte Edelsteine für Heilzwecke eingesetzt worden sein. Berühmt waren damals vor allem die farbdurchfluteten Räume des Atum-Heiltempels im ägyptischen On, das von den Griechen Heliopolis genannte bedeutende Heilzentrum des Nillandes. On soll sogar eine internationale Ausbildungsstätte für Heiler und Priester gewesen sein, wo Heilkundige aus Griechenland und anderen Mittelmeerländern und sogar aus Assyrien, Babylonien, Indien und Tibet studiert haben. So habe z.B. der Gote Xamolxides (ca. 550 v. Chr.), der als Lehrer oder Begleiter des Pythagoras gilt, dort studiert. (Gebelein, *Alchemie*)

Farblicht-Therapie wurde bereits im alten Ägypten eingesetzt, wird heute mit modernsten Lasern durchgeführt und ist mit den Edelstein-Essenzen als „kosmische" Farb-Behandlung möglich.

Moderne medizinische Forschungen zur Wirkung des Farblichts begannen im 19. Jahrhundert. Der Harvard-Professor Edwin D. Babbitt (1828–1905) untersuchte eingehend die Wirkung der Farben auf den menschlichen Organismus. Er entwickelte ein Gerät, bei dem natürliches Sonnenlicht durch farbige Glasfilter geleitet und der Patient in Farblicht getaucht wurde. Farbpraxen erlebten damals einen wahren Boom. Seitdem wurden die unterschiedlichsten Geräte zur Farblicht-Behandlung entwickelt - vom Spectro-Chrom-Gerät des weltbekannt gewordenen indischen Farbheilers Dinshah Ghadiali (1873–1966) bis hin zu modernsten Großflächen-Softlasern („soft" bedeutet, dass diese Laser nur eine geringe Lichtstärke ausstrahlen und daher den Körper nicht schädigen), bei denen über 100 Lichtdioden den Menschen mit synchronem Farblicht bestrahlen.

Der „Farb-Spiegel" individueller Entwicklung

Ebenso intensiv beschäftigte man sich aber auch mit einem geistigen oder kosmischen Farblicht, den Farben der Aura und der Chakras. Als eine Form der Geist- und Energieheilung wurden verschiedene Systeme der Behandlung mit Hilfe dieses „hochschwingenden“ Farblichts entwickelt. Die Basis dazu waren meist ganz persönliche sensitive Wahrnehmungen, so etwa in den theosophischen und anthroposophischen Farbsystemen von Alice Bailey (1880-1949) und Rudolf Steiner (1861-1925). Auch östliche Farbsysteme, die vor allem den Chakras unterschiedliche Farben zuordnen, wurden damals im Westen bekannt.

Das älteste derartige Farbsystem aber ist in den mehrere tausend Jahre alten vedischen Schriften des Ayurveda enthalten. Es ist die Beschreibung des kosmischen Lichts der Planeten. Die in diesen Texten genannten Zuordnungen der sieben klassischen Planeten zu Farben, Edelsteinen und Chakras finden ihre Bestätigung - wie im vorherigen Kapitel beschrieben - im Wissen der Alchemie: in den Zuordnungen der höchsten alchemistischen Wandlungsphase, der Rubedo-Stufe.

Farben und Chakras wurden von jeher miteinander in Verbindung gebracht. Im Ayurveda ordnet man dem Chakra-Regenbogen auch die jeweiligen Planeten zu.

Es ist die Folge des Regenbogens, die - entsprechend der Signaturenlehre „Wie oben, so unten“ - im Sichtbaren das kosmische Licht der Planeten widerspiegelt. In der Therapie mit Farblicht-Geräten sind die sieben Farben des Regenbogens als VIBGYOR-Folge bekannt geworden, abgeleitet von den englischen Anfangsbuchstaben der Farbfolge Violett, Indigo, Blau, Grün, Gelb (Yellow), Orange, Rot.

	Chakra	Farbe	Stein	Planet
	(8. Chakra)	Ultraviolett	Zirkon	Rahu
7	Kronen-Chakra	Violett	Amethyst	Saturn
6	Stirn-Chakra	Indigo	Diamant	Venus
5	Hals-Chakra	Blau	Saphir	Jupiter
4	Herz-Chakra	Grün	Smaragd	Merkur
3	Solarplexus-Chakra	Gelb	Goldtopas	Mars
2	Milz/Sex.-Chakra	Orange	Perle	Mond
1	Wurzel-Chakra	Rot	Rubin	Sonne
	(Fuß-Chakras)	Infrarot	Chrysoberyll	Ketu

Die Rubedo-Planetenfolge: der VIBGYOR-„Regenbogen“

Nach den ayurvedischen Lehren sind den sieben Planeten der sieben Haupt-Chakras noch zwei weitere als Unterstützer zugeordnet - Rahu und Ketu, der aufsteigende und der absteigende Mondknoten. Diese werden mit dem ultravioletten und dem infraroten Licht identifiziert und dem geheimen 8. Chakra, das sich zirka eine Handbreit über dem Scheitel befindet, und den Fuß-Chakras zugeordnet.

In den Lehren der Alchemie, deren Wurzeln ebenfalls weit über 2000 Jahre alt sind, geht man von den beschriebenen drei Farb- und Planeten-Zuordnungen aus - unterschieden nach der energetisch-geistigen Entwicklungsphase des Menschen. Hinzu kommen, wie erwähnt, noch mindestens zwei mögliche Zwischenstufen der alchemistischen Wandlungsphasen mit weiteren Farbzuordnungen zu den Chakras. Dennoch steckt in all der „bunten Vielfalt" ein verborgener Zusammenhang:

„Alle greifbaren Dinge bestehen aus sieben kosmischen Strahlen (...) Als Menschen sind wir vollkommen abhängig von den sieben kosmischen Strahlen. Ohne diese hätten wir keinen Körper, keine Sinnesorgane, keine Fähigkeiten. Jede einzelne Zelle unseres Körpers besteht aus den sieben Strahlen", erklärt der Edelsteinarzt Dr. Bhattacharyya im Hinblick auf die Lehren des Ayurveda. Auf die

Gattung	Geschlecht	Temperatur	Polarität
		Sehr kalt	
Lunar	Weiblich	Kalt	Postiv / Negativ
Solar	Weiblich	Kalt	Positiv
Lunar	Männlich	Heiß	Postiv / Negativ
Solar + Lunar	Weiblich	Kalt	Positiv
Solar	Männlich	Heiß	Negativ
Lunar	Weiblich	Kalt	Positiv
Solar	Männlich	Heiß	Negativ
		Sehr heiß	

VIBGYOR ist die Abkürzung für die sieben Farben des Regenbogens, abgeleitet von den englischen Anfangsbuchstaben der Farbfolge.

Planeten-Resonanz wird die Fähigkeit der Chakras genannt, mit den Schwingungen der Planeten in energetische Verbindung zu treten – vergleichbar dem Mitschwingen zweier Stimmgabeln gleichen Tons.

Chakra-Farben bezogen bedeutet das: Jede Farbe des Regenbogens muss in jedem Chakra vorhanden sein. Allerdings kann eine von ihnen die Leitfunktion übernehmen und die Schwingungsqualität bestimmen - so wie nach ayurvedischer und alchemistischer Lehre eine bestimmte Farb- und Planeten-Mischung zur Ausbildung bestimmter Eigenschaften der Dinge führt.

Wenn sensitive, aurasichtige Personen unterschiedliche Aussagen über die Farben der Chakras des gleichen Menschen machen, so liegt das an einer unterschiedlichen Ausrichtung ihrer Wahrnehmung. Sie ist zufällig, da kaum jemandem die Existenz der sieben Farbebenen bekannt ist.

Wenn verschiedene spirituelle Systeme des Ostens und Westens unterschiedliche Farben den Chakras zuordnen, so legen sie damit auch eine bestimmte Mischung der Planetenwellen und damit einen ganz bestimmten Schwingungszustand des menschlichen Energiesystems fest - eine Planetenresonanz, die der Schwingungsqualität des jeweiligen Glaubenssystems entspricht. Ein Adept wird sich bis zu dieser Energiequalität entwickeln und dann auf diesem Niveau die Schwingung des jeweiligen Glaubenssystems stabilisieren und so die religiöse Richtung selbst stärken. Neue religiöse und mystische Systeme entstanden auch aus dem Bedürfnis fortgeschrittener Adepten, diese Einschränkung zu überwinden und sich weiterzuentwickeln.

Von derartigen Festlegungen unterscheidet sich die in Ayurveda und Alchemie beschriebene Planeten-Resonanz grundlegend. Durch die alchemistischen Wandlungsphasen wird gerade der Wechsel als Ausdruck individueller Persönlichkeits- und Bewusstseinsentwicklung betont. So dient die Zuordnung der Planeten zu den Chakras hier lediglich der Orientierung im Wandel des „Lichtkörper-Prozesses". Die Planeten-Resonanz der Rubedo-Stufe und zugleich die ayurvedische Planetenfolge aber sind nichts anderes als der höchste natürliche Zustand des Menschen - entdeckt in einem jahrtausendelangen spirituellen Streben, nur mündlich weitergegeben und bewahrt in symbolischen Texten und Bildern.

„Alle Erkenntnis der Welt, die wir Menschen auf Erden besitzen, stammt nur aus dem Lichte der Natur", betonte Paracelsus, „dieses Licht der Natur reicht vom Sichtbaren zum Unsichtbaren und ist hier so wunderbar wie dort. Im Lichte der Natur ist das Unsichtbare sichtbar." (*Werke,* Bd. I, S. 221) Für ihn waren die Gestirne auch geistige Lehrer, die dem Menschen ein Bewusstsein über seine wahre Natur ermöglichen: „Der Mensch ist nur darum aus den äußeren Kreaturen geschaffen, dass er infolge seiner Leiden sich selbst betrachte und erkenne, woraus er gemacht ist." (*Werke,* Bd. I, S. 374)

Die Wandlung zu diesem der Natur abgeschauten höchsten Schwingungszustand aber muss jeder selbst vollziehen. So wurde die Alchemie auch nie zu einem festen religiösen System. Das einzig sichtbare äußere Zeichen dafür, dass der Alchemist diesen Prozess mit Erfolg beschritten hat, sind seine Werke. Und den letzten Schritt in diesem Prozess zeigt er meist im „Großen Werk der Metalle": als die sagenumwobene Verwandlung von Blei in Gold.

Edelsteine als Heilmittel helfen bei allen fünf Ursachengruppen, die nach Paracelsus für die Entstehung von Krankheiten verantwortlich sind.

In ähnlicher Weise zeigten die indischen Yogis ihren Entwicklungsstand in Form der Siddhis, der außergewöhnlichen Kräfte und Sinnes-Fähigkeiten, um sich danach meist wieder in ein Leben in meditativer Einsamkeit zurückzuziehen.

Die Alchemisten des Westens und Indiens entwickelten auf dem Weg zum Großen Werk zahlreiche Zwischenprodukte und Hilfsmittel. Diese sind zugleich auch ungewöhnliche energetische Heilmittel wie die hier beschriebenen Edelstein-Essenzen und das im Schlusskapitel vorgestellte Trinkgold „Aurum potabile".

So können die alchemistischen Edelstein-Essenzen auch wirklich ganzheitlich eingesetzt werden - bei allen Problemen in Körper, Geist und Seele. Oder - mit Paracelsus gesprochen - bei allen fünf grundlegenden Krankheitsursachen, den von ihm „Ens" genannten „Ideen", die Macht über den Leib haben (*Werke,* Bd. I, S. 9–10):

- bei allen krankmachenden Umweltfaktoren bis hin zu schwierigen Planeten-Stellungen, den sogenannten „Ens astrale",
- bei schlechter, durch die Planeten-Konstellation bei der Geburt festgelegter Veranlagung des Menschen, den „Ens naturale",
- bei ungesunder Lebensführung und Umweltgiften, den „Ens veneni",
- bei psychosomatischen Ursachen und magischen Einflüssen, den „Ens spirituale"
- und sogar bei gottgewollten Erkrankungen, den „Ens dei". Da sie eine „Lernaufgabe" darstellen, können sie durch einen Bewusstwerdungsprozess und eine Persönlichkeitsentwicklung gelöst werden, wodurch auch die Heilung eintritt. Eben das fördern die alchemistischen Essenzen.

Lernaufgaben werden Probleme, Krankheiten und wiederkehrende Situationen genannt, an denen die Persönlichkeit reifen und das Bewusstsein wachsen können.

Die Edelstein-Mittel wirken durch Harmonisierung und Energetisierung des Chakra-Systems und die damit verbundene Stärkung der Abwehrkräfte und Entgiftung als „Ens astrale“ und „Ens veneni“. Sie harmonisieren Einflüsse aus schwierigen Planeten-Dispositionen als „Ens naturale“ und helfen alte Denk- und Verhaltensmuster loszulassen als „Ens spirituale“ und als „Ens dei“. Ein derart gestärkter Mensch aber wehrt mit seinem stabilen Energiefeld und vor allem mit seiner Herz-Chakra-Kraft auch eventuelle magische Angriffe der „Ens spirituale“ ab.

Die kosmischen Farbstrahlen der Edelsteine

Haupt-Heilsteine bei Paracelsus sind Amethyst, Diamant, Saphir, Smaragd, Perle und Rubin. Sie gehören auch im Ayurveda zu den neun wichtigsten Heil-Edelsteinen.

Paracelsus schätzte einige Edelsteine besonders. So empfahl er den Amethyst (also die Essenz für das Kronen-Chakra), um ererbte, karmische Leiden zu erleichtern oder um die Erinnerung an frühere Leben und karmische Verstrickungen zu unterstützen. Auch zur Behandlung von Infektionen verwendete er Amethyst (sowie Smaragd, Bergkristall und Hyazinth: *Werke*, Bd. I, S. 752; Bd. III, S. 94).

Den Smaragd (die Essenz des Herz-Chakras) setzte er bevorzugt zur Harmonisierung der Vitalfunktionen, zur Anregung des Geistes und Stärkung der Zuversicht (*Werke*, Bd. III, S. 340) sowie bei Menstruationsschmerzen (*Werke*, Bd. III, S. 200) ein. Er schrieb dem Smaragd einen besonders hohen Anteil an geistiger Qualität, also an Mercurius zu. Denn „sein Körper ist ein steiniger Mercurius und seine Farbe kommt aus ihm selbst (...) Alle Edelsteine, die ihre Farbe vom Mercurius nehmen, sind die edelsten und schwersten.“ (*Werke*, Bd. III, S. 885)

Den Saphir empfiehlt Paracelsus bei Abszessen, Milzbrand und Krebs. Auch Rubin und Diamant kamen bei ihm zum Einsatz.

Besonders hoch schätzte er die Perle ein. „Nichts ist mehr mit dem Golde verwandt als die Perle.“ Durch die alchemistisch aufbereitete Essenz „werden nicht nur die Glieder, welche schwach sind, wieder gesund, sondern die gesunden werden auch in der selben Kraft erhalten. Das ist der Grund, warum die Perlen mehr als ein anderes Sperma bewirken.“ (*Werke*, Bd. III, S. 149)

Genau diese, nach Paracelsus wichtigsten Edelsteine werden auch im Ayurveda als die Hauptedelsteine bezeichnet. Es sind die Steine der Rubedo-Chakra-Folge: Amethyst, Diamant, Saphir, Smaragd, Goldtopas, Perle und Rubin sowie die Unterstützer-Kristalle Zirkon und Chrysoberyll. (In alten ayurvedischen Schriften werden statt des Goldtopas auch die Koralle aufgeführt und statt Saphir und Amethyst der gelbe und der blaue Saphir.)

Sie werden so hoch geschätzt, weil sie die reinen „Planeten-Farben“ und keine Mischungen verkörpern, erklärt der indische Edelsteinarzt Bhattacharyya. Die grundlegenden Unterschiede zwischen ihren Farbwirkungen, also zwischen den jeweils höchsten Schwingungen des entsprechenden Planeten beschreibt er auf Basis der ayurvedischen Lehren folgendermaßen:

1. **Rubin** – roter kosmischer Strahl
(Sonne, Wurzel-Chakra)

Der Rubin sendet heiße Wellen in Form von roten kosmischen Strahlen aus. Sie sind fähig, Krankheiten zu heilen, die von Kälte herrühren und bei denen die Absonderungen kalt und dünn sind. Der rote Strahl regiert das Knochengerüst des Körpers.

In der Natur haben rote Strahlen Macht über die Feuchtigkeit, sie trocknen das Laub an den Bäumen und erzeugen noch in den toten Blättern und im abgestorbenen Holz die Brennkraft.

2. **Perle** – orange-farbener kosmischer Strahl
(Mond, Milz/Sexual-Chakra)

Die Perle vermittelt die kalten kosmischen Wellen des Orange und dämpft die heiße rote Strahlung. Der Farbstrahl ist in der Lage, Krankheiten zu heilen, die aus Hitze entstehen. Die Strahlen, die von der Perle ausgehen, gehören dem Wasser-Element an und haben Bezug zu den dünnen Sekretionen des menschlichen Körpers und seinem Blutsystem. Sollen Fieber, Entzündungen oder Übersäuerung gelindert werden oder benötigt der Körper (oder die Haut) Feuchtigkeit, kann man auf Perlen-Strahlen vertrauen.

3. **Goldtopas** – gelber kosmische Strahl
(Mars, Solarplexus-Chakra)

Der Goldtopas entsendet heiße Strahlen, die die dicke Lymphe des Körpers lösen (modern ausgedrückt gehören dazu unter anderem Stoffwechselmüll und Schlacken, also auch die Folgen von Übersäuerung). Bei Rheumatismus wird dicke Lymphe im Muskelsystem abgelagert. Das erzeugt Irritationen und Schmerzen, die durch die heißen Strahlen des Goldtopas gebessert werden. Der gelbe Strahl regiert das Mark und steuert das Wärme-Gleichgewicht.

4. **Smaragd** – grüner kosmischer Strahl
(Merkur, Herz-Chakra)

Der Smaragd gibt kalte Strahlen grüner Farbe ab. Durch ihre Verdichtung entsteht auch das Element Erde. Im menschlichen Körper dominiert der Farbstrahl im Fleisch und in den Bauchorganen Leber, Milz, Nieren und Darm. Der grüne Farbstrahl hilft bei allen Herz-Angelegenheiten und Kopf-Problemen. Das kosmische Grün vermittelt Beharrlichkeit und die Kraft, die aus der ruhenden Mitte entströmt.

5. **Saphir** – blauer kosmischer Strahl
(Jupiter, Kehlkopf-Chakra)

Der Saphir strahlt ein Konzentrat des blauen kosmischen Strahls aus. Er ist dem Akasha-Prinzip, dem Raum, zugeordnet, das aller beweglichen und unbeweglichen Schöpfung Lebenskraft zuteilt. Das Fettsystem und die Drüsen erhalten ihre Ernährung vom kosmischen Blau. Der Farbstrahl gilt, was überraschen mag, im ayurvedischen System als heißes Farblicht.

6. **Diamant** – indigoblauer kosmischer Strahl
(Venus, Stirn-Chakra)

Der Diamant vermittelt den indigoblauen Farbstrahl. Im menschlichen Körper repräsentiert Indigo alle dicken Säfte, Sperma, aber auch dicke Husten-Sekretionen und Eiter. Indigo gehört zum Wasserprinzip und hat eine kalte Natur.

Ayurvedischen Schriften zufolge enthält der indigoblaue Diamant-Strahl alle sechs Geschmacksrichtungen: süß, sauer, salzig, scharf, bitter und zusammenziehend. Daher stellt er ein gutes Heilmittel bei allen Arten komplexer Erkrankungen dar, die aus einer gleichzeitigen Verwirrung aller drei Tridosha-Prinzipien Vata, Kapha und Pitta entstanden sind.

7. **Amethyst** – violetter kosmischer Strahl
(Saturn, Kronen-Chakra)

Der Amethyst sendet das violette kosmische Farblicht. Er dominiert in Nerven und Blut. Daher heilt der kalte violette Farbstrahl akute Nervenschmerzen und nervlich bedingte Probleme.

8. **Zirkon** – ultravioletter kosmischer Strahl
(Rahu, 8. Chakra)

Der Zirkon ist eine Konzentration ultravioletter kosmischer Strahlen und steht in Beziehung zum Planeten Rahu oder Drachenkopf, also dem aufsteigenden Mondknoten. Als Mondknoten bezeichnet man den scheinbaren Schnittpunkt von Mond- und Sonnenbahn. Rahu vermittelt die kältesten kosmischen Strahlen und kann bei übergroßen Hitzebeschwerden wie Verbrennungen, Entzündungen, aber auch bei Übersäuerung eingesetzt werden. Er ist der Unterstützer des violetten Farbstrahls und kann begleitend zu diesem eingesetzt werden.

9. **Chrysoberyll** – infraroter kosmischer Strahl
(Ketu, Fuß-Chakras)

Der Chrysoberyll strahlt infrarote kosmische Strahlen aus und steht in Beziehung zum indischen „Planeten" Ketu. Dieser entspricht nach westlicher Astrologie dem absteigenden Mondknoten, bekannt als Drachenschwanz. Er steht dem Drachenkopf Rahu exakt gegenüber.

Infrarot ist der heißeste kosmische Strahl und wird oft bei hartnäckigen und schweren chronischen Erkrankungen eingesetzt – egal, ob im Bereich der Verdauung, des Stoffwechsels oder bei Hautkrankheiten wie Neurodermitis, Akne und Allergien. Auch bei scheinbar hoffnungslosen Fällen wie Krebs wird er nach dem indischen Edelsteinarzt Bhattacharyya aufgrund seiner auflösenden Wirkung auf Energie-Blockaden und -Knoten eingesetzt.

Der infrarote Strahl kann zudem bei einem Übermaß an Kapha und Vata eingesetzt werden.

Die alchemistische Herstellung der Edelstein-Essenzen

Um jedoch die schier unerschöpfliche Quelle kosmischen Farblichts nutzen zu können, müssen die Edelsteine erst in Medizin umgewandelt werden. Denn, wie Bhattacharyya betont: „Nur so ist ihre Anwendung leicht, wirkungsvoll und universell." Diese Verwandlung im Laufe des alchemistischen Herstellungsprozesses ist höchst ungewöhnlich.

Das geheime Lösungsmittel: „Es gibt ein Lösungsmittel, ein sogenanntes ‚Menstruum', das aus dem Pflanzenreich gewonnen wird und das in der Lage ist, sogar Stoffe des Mineralreiches - also Mineralien und Edelsteine - aufzulösen. Genauer: den heilkräftigen Sulfur, also die ‚Seele der Edelsteine', auf alchemistischem Wege herauszuziehen", erklärt der Hersteller der Edelstein-Essenzen Achim Stockhardt. Es ist das Weiche, dem das Harte nicht widerstehen kann. Derartige ungewöhnliche Lösungsmittel werden in der Alchemie „Alkaheste" genannt. Und was für die normale Chemie rätselhaft ist: Das hier verwendete Lösungsmittel ist weder eine Säure noch eine Lauge. Und dennoch kann es Stoffe auflösen, wie es sonst nur eine heiße starke Lauge oder eine sehr scharfe Säure vermögen. Dabei ist dieses alchemistische Menstruum auch noch bei weitem nicht so aggressiv oder giftig wie die in der Chemie verwendeten starken Lösungsmittel. Und, was das Schulbuch-Wissen der Chemie völlig auf den Kopf stellt: Das geheime Menstruum ist nach seiner Arbeit als hochwirksames Lösungsmittel selbst ein Heilmittel. Beim Aufschließen der Edelsteine wird es nämlich auch selbst umgewandelt. „Die Herstellung dieses Lösungsmittels gilt in der Alchemie als eines der Magisterien, also als eine der hohen Künste dieser Universalwissenschaft", betont Stockhardt.

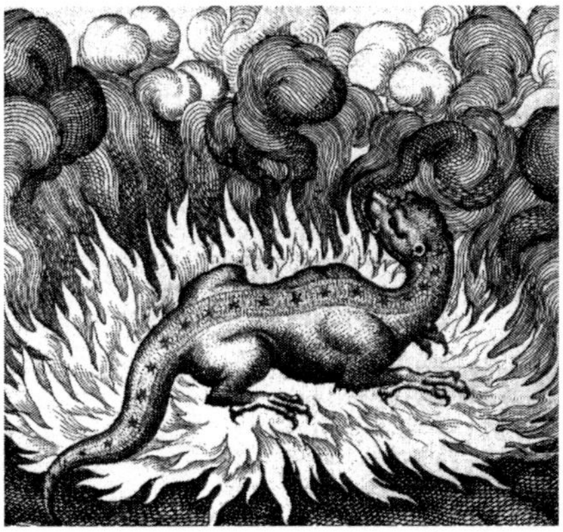

In Tierrätseln verschlüsselt die Alchemie wichtige Laboranweisungen. Hier steht der Salamander mit den Sternen für das geistige Licht, das im Salz verborgen liegt. Und durch Feuer wird die Materie in ihr Salz verwandelt.

Aufgrund ihrer höchst ungewöhnlichen Eigenschaften werden diese Magisterien seit Jahrtausenden von den Alchemisten geheim gehalten - sogar die unmittelbaren Schüler großer Alchemisten mussten diese Geheimnisse selbst entdecken. Einzige Hilfe dabei waren die symbolisch verschlüsselten Texte und Bilder ihrer Meister. So soll auch hier nicht mit dieser Tradition gebrochen werden, jedoch können die großen Unterschiede zwischen alchemistischer Herstellung und anderen Methoden der Gewinnung von Edelstein-Mitteln verdeutlicht werden.

Unterschied zur Herstellung von Edelstein-Aschen: Die Herstellung von Edelstein-Aschen und die homöopathische Methode des Einlegens eines Edelsteins in Wasser oder Alkohol fanden im frühen 19. Jahrhundert ihren Weg in die westliche Medizin.

Mit Hilfe der Veraschung sollen die Salze der Edelsteine gewonnen werden. In diesen Salzen steckt tatsächlich ein Teil der

Heilwirkung der Kristalle - allerdings bei einigen auch giftige Substanzen, so dass die Methode keinesfalls bei allen Edelsteinen angewendet werden darf. Das Verfahren des Veraschens ist eine traditionelle Methode der ayurvedischen Medizin; und die daraus gefertigten sogenannten Edelstein-Basma werden noch heute in Indien hergestellt.

Edelstein-Aschen können ebenso wie Edelstein-Wässer auch giftige Bestandteile der Kristalle enthalten.

Der Unterschied von Edelstein-Asche und alchemistischer Edelstein-Essenz wird aus einem scheinbar rein poetischen Ausspruch von Alexander von Bernus, dem bekannten Alchemisten des 20. Jahrhunderts und Gründer des berühmten „Laboratorium Soluna“, verständlich: „Das Licht ist in das Salz verzaubert und wartet darauf, vom Menschen befreit zu werden.“ Damit spielt er auf die nötige alchemistische Aufbereitung der Ausgangsstoffe an: „Das Licht“, so erklärt Achim Stockhardt, „ist ein Symbol des Sulfur, der Seele und energetischen Heilkraft einer Substanz. Das Salz steht für das Sal, also den materiellen Körper und Träger der Energie. Und mit der ‚Befreiung‘ wird auf das nötige Herauslösen des Merkurialen, des Geistigen, und damit der Heilinformation angespielt.“ Damit betont von Bernus, dass die Heilkraft nicht im Salz bzw. in der Asche selbst liegt. Vielmehr wird die Heilkraft erst in der alchemistischen Bearbeitung der Substanz gewonnen - durch eine Trennung der drei Prinzipien Sal, Sulfur und Mercurius (Körper, Seele und Geist), ihre Reinigung und durch ihre Wiedervereinigung in einer höheren Form.

Unterschied zu homöopathischen Edelstein-Mitteln: Die homöopathische Methode der Herstellung gewinnt vorwiegend die Merkur-Information, das Geistige einer Materie. Diesen Mitteln fehlen also, nach alchemistischem Verständnis, die Heilkräfte des Sulfur (Seele) und des Sal (Körper). Vorteil der alchemistisch hergestellten Essenzen ist nach Edelstein-Alchemist Stockhardt zudem, dass die geistige Heilinformation in ihnen stabiler ist: „Der alchemistische Merkur, also das jeweilige Geistige einer Substanz, benötigt eine materielle Verbindung - gewissermaßen einen Ankerplatz. Ohne diesen verliert sich die spezifische Information oder kann durch negative Umwelteinflüsse verändert werden“, so Stockhardt. Die bei der Homöopathie verwendete Bindung an Wasser oder Zuckerkügelchen aber sei anfälliger auf Störeinflüsse, da sie aus einem anderen Stoff sind als die Heilsubstanz. Dennoch könnten beide, homöopathische und alchemistische Mittel, sehr gut miteinander kombiniert werden.

Edelstein-Homöopathie enthält die geistige Information der Kristalle, nicht aber ihre Seele.

Edelstein-Auszüge mit Alkohol extrahieren einen Teil der materiellen Substanzen (einschließlich eventueller Gifte) und einen Teil der geistigen Informationen.

Unterschied zum alkoholischen Edelstein-Ansatz: Bei einem alkoholischen „Auszug" aus Edelsteinen werden die Steine einfach in Alkohol gelegt. Dieser zieht die leicht löslichen Stoffe heraus. Die Methode ist eine Mischform zwischen Veraschung und homöopathischer Herstellung, denn sie enthält einerseits materielle Substanzen der Steine (einschließlich möglicher giftiger Substanzen), andererseits nimmt der Alkohol wie beim homöopathischen Verschütteln geistige Informationen der Substanz auf. Aus alchemistischer Sicht treffen also die Nachteile beider Methoden auch auf den Alkohol-Auszug zu. Die in der Alchemie übliche Reinigung, energetische Erhöhung der Substanzen und Wiedervereinigung in einem höheren Schwingungszustand fehlen auch hier.

Edelstein-Essenzen enthalten Körper, Seele und Geist der Edelsteine in einer gereinigten und erhöhten Schwingungsform.

Die alchemistische Herstellungsmethode: Das zentrale Anliegen der Alchemie war stets, den Plan der Schöpfung auf allen drei Ebenen - in Körper, Geist und Seele - zu erkennen. Wenn das gelingt, ist Erstaunliches möglich. So schrieb Alexander von Bernus: „Die auf der Grundlage der jahrtausendealten alchemistischen Methoden aufgebaute kosmo-physische Therapie der Spagyrik vermochte Außerordentliches. Ihre Heilerfolge grenzten an das Unglaubhafte; unglaubhaft allerdings nur für denjenigen, der mit den Voraussetzungen und Vorurteilen der zeitgenössischen, materialistisch eingestellten Naturwissenschaft daran herangeht. Denn hier ist Grenzgebiet - und der Satz des Hermes Trismegistos: ‚Wie oben, so unten' spricht die letzte Wahrheit aus." Und weiter betonte er: „Darum kann eine Wissenschaft, die sich eigenwillig darauf beschränkt, nur das ‚Untere' (den salischen Körper), und sei es mit noch so exakt-feiner Apparatur, einseitig zu erforschen, zwangsläufig nur zu stückhaften Ergebnissen kommen!" (Bernus, *Alchemie und Heilkunst*)

Die Herstellung einer wirklich alchemistischen Edelstein-Essenz ist ein langwieriger komplexer Prozess: Als erstes muss ein spezieller Alkohol hergestellt werden, in dem die Edelsteine „eingelegt" werden. Dieser kann nur aus ganz bestimmten Pflanzen gewonnen werden und muss eine gewisse Konzentration besitzen. Seine spezielle Bereitung zum oben erwähnten hohen Lösungsmittel, dem Menstruum, ist eines der Geheimnisse in der Herstellung der Edelstein-Essenzen.

Dieses geheime Menstruum wird in Glasgefäße gefüllt und die Edelsteine darin getrennt eingelegt. Das Ganze wird „dem Licht der Natur" ausgesetzt. Das kann nur zu bestimmten Jahreszeiten und unter ganz bestimmen Gestirns-Konstellationen geschehen. Geometrisch angeordnete Spiegelkonstruktionen bündeln das Licht auf die Glasgefäße mit den Edelsteinen. Mehrere Wochen reift auf diese Weise „der Merkur der Kristalle“ im Licht von Sonne, Mond und Planeten. Dabei dürfen die Glasgefäße nicht in direkten Kontakt mit dem Erdboden oder Metallen kommen, denn sonst sind alle wertvollen astralen (lateinisch: „astrum“ - der „Stern“) Eigenschaften des Merkur „verflogen“. Die Gefäße müssen außerdem jeden Tag zwei Mal rhythmisch geschwenkt werden. Dank des speziellen Menstruum löst sich während dieses Prozesses der Mercurius, also die formgebende und heilende Information aus den Edelsteinen. Außerdem wird dabei der männliche Teil des Sulfur, der „Sulfur des Mercurius“, gewonnen. Eines der höheren alchemistischen Geheimnisse ist, dass es zwei verschiedene Sulfure gibt: einen männlichen und einen weiblichen - vergleichbar dem weiblichen und dem männlichen Teil der menschlichen Seele, die nach C.G. Jung als Anima und Animus bezeichnet werden.

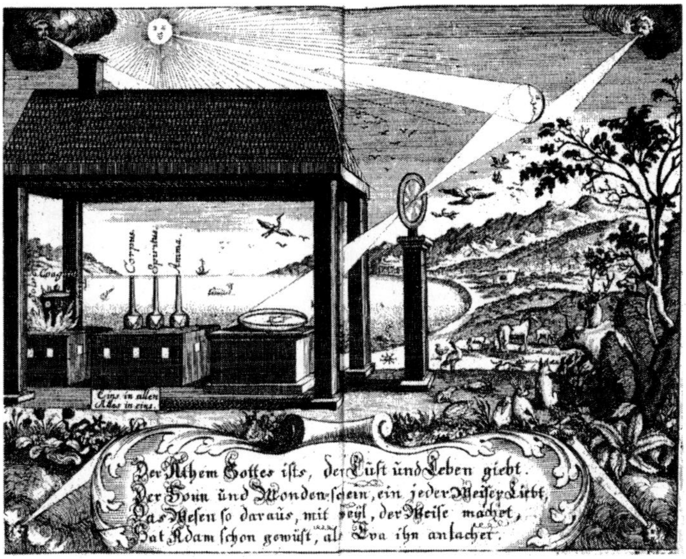
Corpus
Spiritus
Anima
Eins in allen
Alles in eins.
Der Athem Gottes ists, der Lufft und Leben giebt.
Der Sonn und Monden-schein, ein jeder Weiser liebt,
Das Wesen so daraus, mit Heyl, der Weise machet,
Hat Adam schon gewüst, als Eva ihn anlachet.

Mondlicht wird mit Brenngläsern gebündelt und auf die Reagenzien gelenkt. Das Licht der Planeten wird mit Hohlspiegeln eingefangen.

Das weibliche Element des Sulfur-Prinzips wird in der folgenden langwierigen Feuer-Bearbeitung und der anschließenden Auflösung des Edelsteins gewonnen. Dazu wird das Sulfurische zuerst „gereinigt“: Der Edelstein wird immer wieder geglüht und anschließend in ein Wasserbad getaucht, bis er schließlich seine Farbe - sichtbarer Ausdruck des Sulfurischen - vollständig verloren hat. „Nach alchemistischer Lehre wird er dabei in seinem Entstehungsprozess so weit zurückgeführt, bis seine mineralische Materie den „status nascendi“ erreicht - also jenen Moment, in dem sich die jeweiligen Ausgangsstoffe und Energien verbinden und den Edelstein gebären“, erklärt Stockhardt.

Danach wird ein Teil der Edelsteine weiter geglüht, bis aus ihnen Asche geworden ist. Diese wird mehrfach mit Wasser übergossen und die Salze werden herausgespült. Die Lösung wird wieder verdunstet und immer weiter gereinigt und „geläutert“, bis der Stoffkörper zum reinen salischen Prinzip geworden ist. Erst dann kann er den „Corpus der Essenz“, ihr mineralisches Gerüst, bilden.

Der andere Teil der geglühten Edelsteine wird zu Mehl verrieben. Das wiederum wird mit speziellem „merkurialem“ Wasser vermengt und viele Male destilliert. Nach und nach bildet sich dabei am Boden des Kolbens eine ölige Flüssigkeit - der pulverisierte Edelstein löst sich komplett auf. Verblüffenderweise leuchtet dieses Öl in eben jener Farbe, die der jeweilige Kristall vor der Bearbeitung besessen hat - und das, obwohl der Stein ja zur Farblosigkeit gebrannt wurde und auch das merkuriale Wasser keinerlei Farbe besitzt. Diese Veränderung ist für den Alchemisten der sichtbare Ausdruck einer gelungenen Verwandlung des Ausgangsstoffes in das geheime Öl des Edelsteins. Dieses Öl entspricht dem weiblichen Sulfur des Kristalls.

Das Öl der Steine ist eines der chemischen Rätsel der Alchemie. Seine Farbe gilt als Zeichen für eine Verwandlung, eine Transmutation der Materie.

Als letzter Schritt werden die einzelnen Bestandteile, also Öl, Asche und der Alkohol des Ansatzes bzw. Mercurius, Sal und die beiden Sulfure, in mehreren Arbeitsschritten vereinigt. Auch hierbei müssen bestimmte energetisch wichtige Umstände berücksichtigt und das Ganze mehrfach zirkuliert und im Licht von Sonne, Mond, Planeten und Sternen aufgeladen werden. Nur wenn alle Schritte in diesem dreistufigen mehrmonatigen Prozess, der auch nur einmal pro Jahr durchgeführt werden kann, gelingen, entsteht eine wirkliche alchemistische Edelstein-Essenz. Da sie die Heilkraft von Körper, Geist und Seele des jeweiligen Edelsteins enthält, kann die Essenz im Menschen ebenfalls alle drei Ebenen - Körper, Geist und Seele - harmonisieren. Und so, wie sie selbst gereinigt und transformiert wurde, um zu einem hohen alchemistischen Heilmittel zu werden, kann sie auch den Menschen reinigen und transformieren.

Die Edelstein-Essenzen und ihre Wirkungen auf Körper, Geist und Seele

Mit den alchemistischen Edelstein-Essenzen steht erstmals seit langer Zeit wieder ein sehr mächtiges energetisches Hilfs- und Heilmittel der Alchemisten zur Verfügung – eine Medizin für Körper, Geist und Seele. Es ist zugleich die „Medizin der Maharadschas", die Edelstein-Essenzen des Ayurveda für die sagenumwobenen Heiler-Könige im alten Indien.

Schon die Entstehung der „edlen Steine" im Schoß der Erde ist ein Wunder der Natur. Zahlreiche Bedingungen müssen dafür an einem Ort zusammentreffen:

Als Erstes müssen die richtigen Ausgangsstoffe vorhanden sein wie Kieselsäure, Kohlensäure, Sauerstoff, jeweils unterschiedliche Elemente wie Schwefel, Phosphor und Kalzium oder Metalle wie Eisen, Aluminium und Titan.

Zweitens ist bei jedem Edelstein ein anderes „Umfeld" von Temperatur, Druck und energetischer Strahlung bis hin zu Radioaktivität nötig.

Die Edelsteinarten entstehen unter sehr verschiedenen formbildenden, energetischen Einflüssen. Diese Qualitäten prägen auch die Wirkkräfte der jeweiligen Kristalle.

Und drittens hat jeder Kristall eine andere „Kindheitsgeschichte" – so entsteht der eine relativ schnell direkt aus flüssigem Magma, während ein anderer ganz langsam in längst erkaltetem Gestein aus Wasserablagerungen wächst. Der Zirkon z.B. kristallisiert bereits im Magma. Dagegen entsteht der Topas, indem heiße aggressive Dämpfe Stoffe aus dem gerade erkalteten Magma herauslösen. Ein Kind von Wasserablagerungen ist der Amethyst, der allerdings zusätzlich noch radioaktive Strahlung um sich herum benötigt. Tauchen Gesteine in größere Tiefen ab, wandeln Druck und Hitze sie noch einmal um – dann kann sich z.B. auch Graphit in einen Diamanten verwandeln. Einige Edelsteine können sowohl direkt aus flüssiger Magma kristallisieren als auch beim späteren erneuten Aufschmelzen fester Gesteine im Erdinneren entstehen – dazu gehören Smaragd, Saphir, Rubin und Chrysoberyll. Und schließlich helfen bei einzelnen „edlen Steinen" wie der Perle auch Lebewesen mit.

Jede Edelsteinart ist daher Ausdruck sehr verschiedener formbildender, energetischer Qualitäten, in denen die unterschiedlichen

Planetenkräfte präsent sind. So ist es nicht verwunderlich, dass die verschiedenen Kristalle auch ganz unterschiedliche Einflüsse auf den Menschen ausüben können. Und wie das die Edelsteine selbst vermögen, sind dazu auch die daraus gewonnenen Edelstein-Essenzen in der Lage. Ihre Wirkungen entstehen

- *chemisch:* durch die verschiedenen chemischen Verbindungen und Bestandteile der Kristalle und die Atomschwingungen, die von jedem einzelnen Element ausgestrahlt werden,
- *physikalisch:* durch die unterschiedliche räumliche Struktur, also durch die Geometrie der Atome und die damit zusammenhängende Fähigkeit der Kristalle, wie eine Antenne Energien einzufangen, zu bündeln und geordnet wieder abzustrahlen (bekannt als Formen-Energie),
- *farblich:* durch die unterschiedlichen Farbschwingungen, die die Kristalle aussenden, und die verschiedenen seelisch-emotionalen und psychischen Wirkung der einzelnen Farben,
- *energetisch:* durch die alchemistische Aufbereitung; dabei werden die seelisch-geistigen Wirkkräfte, die „Lichtkraft" der Edelsteine, und die oben beschriebenen Wirkungen von der materiellen Substanz der Kristalle gelöst, konzentriert und aktiviert. Die Essenzen sind dadurch frei von energetisch irritierenden oder sogar giftigen Nebenwirkungen, die einzelne Bestandteile der Edelsteine haben können,
- *per Resonanz:* Edelsteine und die Chakras, die Hauptenergiezentren des Menschen, stehen in energetischer Verbindung mit den Planeten. Durch die starke Resonanz-Verbindung der Edelsteine und der daraus gewonnenen Essenzen zu jeweils einem der klassischen Planeten wird bei Anwendung des Edelstein-Mittels das jeweilige Chakra angeregt, im Takt des Edelsteins und damit des Planeten zu schwingen - vergleichbar einer Stimmgabel, die eine zweite gleichen Tons zum Mittönen bringt. Dadurch wird die Anbindung des Chakras an die jeweils höchste Schwingung des entsprechenden Planeten verbessert.

Die Herstellung der alchemistischen Edelstein-Mittel ist ein zweites Wunder, bei dem der Mensch die Schöpfungsregeln der Natur nachahmt. Auch hier muss das „Umfeld" genau beachtet werden - von der richtigen Abfolge der einzelnen Herstellungsschritte bis zum Stand der Planeten. Nur im Einklang mit den natürlichen energetischen Abläufen gelingt es im Laufe der alchemistischen

Aufbereitung, die in den Kristallen fixierten Qualitäten herauszulösen und die jeweilige reine energetische Schwingung in flüssiger Form als Edelstein-Essenz zu gewinnen: Das in die Materie gebannte „Licht" wird durch den Alchemisten wieder „befreit".

Bei anderen, heute gebräuchlichen Edelstein-Anwendungen wird versucht, deren Heilenergien in Form von Edelstein-Pulvern, -Aschen, -Aufgüssen und -Tees und zu nutzen. Dabei können jedoch, wie erwähnt, auch giftige Bestandteile der Kristalle wie beispielsweise Beryllium (in Smaragd und Chrysoberyll enthalten) herausgelöst und in unkontrollierter Menge aufgenommen werden. Daher ist von derartigen Anwendungen abzuraten.

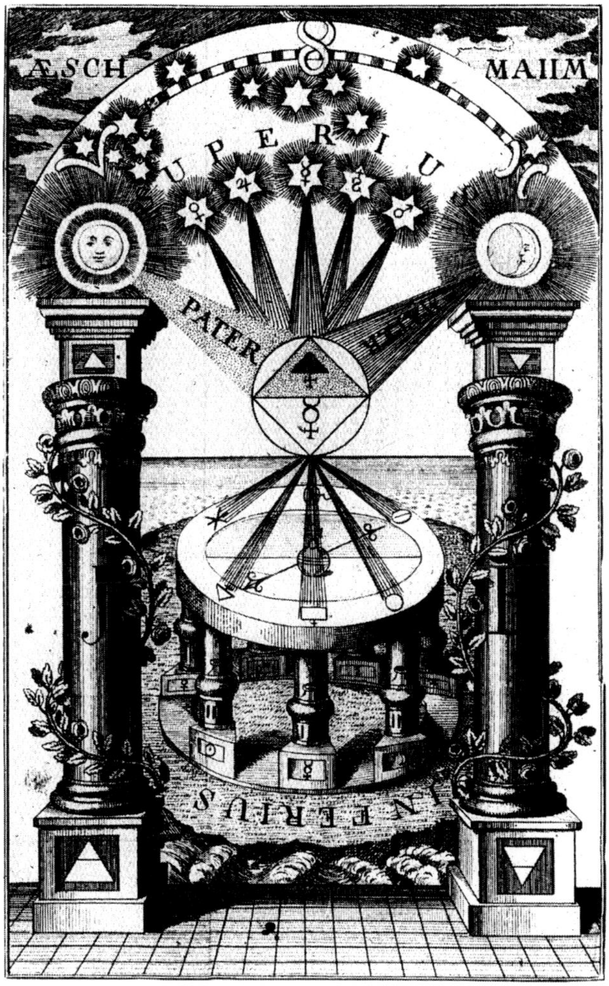

Auf dem Werktisch des Alchemisten vereinen sich die kosmischen Energien von Sonne, Mond, Planeten und Elementen (Dreieckssymbole der Säulen) mit den in die Materie gebannten entsprechenden Kräften zum alchemistischen „Lapis", dem Stein der Weisen.

In einer alchemistischen Edelstein-Essenz hingegen sind nur noch Spuren der materiellen Ausgangsstoffe in gereinigter Form enthalten. Die Kristalle werden bei der Herstellung tatsächlich aufgelöst und in einem komplexen mehrmonatigen Verfahren aufbereitet. Die fertigen Essenzen enthalten dann vor allem Alkohol, in dem sehr geringe Mengen der gereinigten und energetisch „erhöhten" Salze, Metalle und organische Stoffe der jeweiligen Edelsteine gelöst sind. Enthalten sind außerdem die Farbe und die heilenden Informationen der jeweiligen Edelsteine. Nach alchemistischer Beschreibung bestehen die Essenzen aus dem gereinigten Stoff- oder Salzkörper, dem Seelen- und dem Geistkörper der Edelsteine – also vor allem aus ihrer Lichtenergie und ihrem spirituellen Geist.

So bleiben auch die kosmischen Farbqualitäten der Edelsteine – die Schwingungen der Planetenwellen – erhalten, die sich teilweise von der sichtbaren Farbe unterscheiden. Sie erzeugen eine jeweils unterschiedliche „Perspektive“ im Seelenraum des Menschen:

- Kühle blaue Farben machen eher passiv und introvertiert und ziehen die Seele in die Ferne; die Aura wird weit und dehnt sich aus.
- Warme rote Farben hingegen aktivieren die Seele; die Aura zieht sich zusammen, wird eng, aber auch energetisch aktiver.
- Dazwischen liegt das neutrale Erleben von Grün, die Farbe, die dem Menschen eine große Selbstbestimmung und Freiheit im eigenen Seelenraum lässt.

Tipps für die Anwendung

Die ausführlichen Beschreibungen der Edelstein-Essenzen auf den nächsten Seiten folgen der Reihe nach den sieben Farben des Regenbogens von Violett bis Rot, ergänzt durch zwei Kristalle, die dem ultravioletten und dem infraroten Farbstrahl zugeordnet sind. Diese Reihenfolge entspricht zugleich dem Weg, wie sich die kosmischen Farbstrahlen im menschlichen Energiesystem immer weiter verdichten. Es ist auch die Chakra-Planeten-Folge der höchsten alchemistischen Wandlungsstufe, des Rubedo.

Beschrieben werden zu jedem Mittel die jeweiligen Wirkungen in Körper, Geist und Seele. Dabei können die Planentenkräfte der Essenzen unter drei Zielrichtungen eingesetzt werden:

- *gegen körperliche Probleme, Krankheiten und energetische Blockaden* als alchemistische Hausapotheke. Hier hilft eine umfangreiche Liste der Symptome und Indikationen im Anschluss an die Vorstellung der Einzel-Essenzen, das passende Mittel zu finden,
- *für die Persönlichkeitsentwicklung und für spirituelle Zwecke* können die Essenzen von jedem in Form der folgenden „Wochenkur mit den Planetenkräften“ verwendet werden oder eine individuell stimmige einzelne Essenz nach einer passenden Beschreibung unter den Edelstein-Mitteln ausgewählt werden. Die Wochenkur ist zudem bestens geeignet, das Energieniveau aller Chakras schrittweise zu erhöhen. Das ist die Voraussetzung für den Lichtkörper-Prozess, die Entwicklung zum höchstmöglichen Schwingungszustand des Menschen. Die

schnelle Auswahl hierfür wird durch die Angabe eines seelisch-geistigen „Leitthemas“ und eines „Lichtschlüssels“ erleichtert,

- *als „Notfalltropfen“* eignet sich eine Mischung aus allen Essenzen. Dieses alchemistische Edelstein-Rescue kann als energetische Soforthilfe bei Schocks und allen körperlichen, emotionalen, seelischen und geistigen Notlagen genutzt werden. Da derartige Notfälle und Schocks oft mit einem plötzlichen Energie-Stau oder einer Energie-Blockade verbunden sind, kann der gemeinsame Schwingungs-Akkord aller Planeten-Edelstein-Kräfte das Energiesystem wieder in Fluss bringen. Das wiederum unterstützt die Auflösung der mit den Notlagen verbundenen Missempfindungen in Körper, Geist und Seele.

Zusätzliche Hilfen: Die Wirkungen der Edelstein-Essenzen können Sie in den Zeiten zwischen den einzelnen Einnahmen unterstützen und intensivieren, indem Sie die zu jeder Essenz beschriebenen Zuordnungen von Pflanzen und Ölen nutzen:

- Trinken Sie einen Tee aus der bei jeder Essenz angegebenen Pflanze.
- Benutzen Sie das genannte ätherische Öl als Raumduft.
- Wenn Sie Meditationen und Visualisationen gewohnt sind, können Sie sich außerdem die zu jedem Chakra angegebene geometrische Form vorstellen: bei der Einnahme der Essenz, aber auch zwischendurch im Laufe des Tages.
- Eine weitere Form der mentalen Unterstützung ist die im Folgenden beschriebene Lichtschlüsel-Meditation.

Alchemistische Lichtschlüssel-Meditation

Das Thema des jeweiligen Lichtschlüssels kann für eine unterstützende Visualisationsübung genutzt werden. Mit etwas Übung können Sie diese Meditation auch dazu nutzen, die Aktivität Ihrer Chakras und die Entwicklung im Lichtkörper-Prozess zu kontrollieren:

Vorbereitung: Geben Sie das ätherische Öl der jeweiligen Planeten-Tagesenergie (siehe Zuordnungen im Kapitel „Wochenkur mit den

Planetenkräften") in eine Duftlampe. Nehmen Sie diesen Duft ganz in sich auf und machen Sie sich noch einmal bewusst, unter welcher Planetenkraft dieser Tag steht.
Sie können vor der Meditation auch ein Bad nehmen und einige Tropfen des Öls ins Badewasser geben (auf eine Hand voll Salz träufeln und erst dann ins Wasser geben, dadurch verteilt es sich besser).

Setzen oder legen Sie sich dann gerade hin. Atmen Sie mehrmals tief ein und aus, dabei mit dem Ausatmen alle Gedanken wegschicken. Leeren Sie so den Geist und beschränken Sie sich in Ihrer Aufmerksamkeit darauf zu beobachten, wie die Luft an Ihrer Nasenspitze ein- und ausströmt. Lassen Sie den Atem langsamer werden und schließen Sie dann die Augen.

1. Stellen Sie sich zunächst die im Lichtschlüssel angedeutete Situation – z.B. „Materie wird Licht" – bildlich vor. Sie können z.B. visualisieren, wie Ihre Körperenergien sich vom Steißbein aus nach oben zum Scheitel bewegen und dabei immer heller und lichter werden. Sobald sie aus dem Scheitel austreten, werden sie zu strahlendem Licht. Stellen Sie sich dabei vor, dass alles Dunkle im Körper wie Krankheit, Schlacken und belastende Emotionen mittransportiert, über den Scheitel abgegeben und dabei in Licht verwandelt werden.

2. Visualisieren Sie dann einen Schlüssel aus Licht, der für Sie genau diese Situation repräsentiert. Geben Sie ihm eine bestimmte Farbe und Form, die Ihnen passend erscheint. Dabei können Sie sich auch von den angegebenen Zuordnungen inspirieren lassen. In diesem Beispiel könnte er aus einem Dreieck, einem Halbmond und einem räumlichen Kreuz oder Tausenden Blütenblättern zusammengesetzt sein. Aber jede Form, die Sie als richtig empfinden, ist geeignet.

3. Dann stellen Sie sich vor, wie Sie diesen Schlüssel in das dreidimensionale Lichtschloss Ihres Chakras stecken. In der Alchemie werden die Chakras durch Tore und Siegel symbolisiert, die der Lichtschlüssel öffnet. So seltsam Ihnen die Form Ihres Schlüssels auch erscheinen mag, er passt genau in das Schloss Ihres Chakras. Kaum ist er eingefügt, reagiert das Chakra automatisch darauf: Je nach Bedarf wird es größer oder kleiner, aktiver oder ruhiger, heller oder dunkler. Auf diese Weise wird es in sanfter Form energetisiert, und eine eventuelle Unter- oder Überaktivität wird ausgeglichen. Erschrecken Sie also nicht, falls Sie den Eindruck haben, eines der Chakras wird kleiner oder dunkler statt heller und größer. Das bedeutet nur, dass

dieses Chakra im Vergleich mit den anderen überaktiv ist. Es wird dadurch auf ein für Sie zur Zeit besser verträgliches Energieniveau gebracht. Nicht nur ein einzelnes Chakra soll besonders stark sein, sondern alle gemeinsam werden durch die Wochenkur harmonisiert und nach und nach auf ein immer höheres Energieniveau gehoben.

4. Wenn sich nichts mehr verändert, ist die Harmonisierung des Energiezentrums abgeschlossen. Dann stellen Sie sich vor, wie Sie Ihren persönlichen Chakra-Schlüssel in eine schützende Schatulle legen. Rufen Sie im Geiste den Siegelbewahrer in Ihrem Inneren und übergeben ihm den Schlüssel, bis Sie ihn wieder von ihm wünschen. Oder legen Sie selbst die Schatulle mit dem Lichtschlüssel tief in Ihrem inneren geistigen Raum ab, wo Sie jederzeit wieder Zugriff darauf haben, sobald Sie es nur wünschen.

Wenn Sie diese Meditation vor und nach einer Energiearbeit, einem Seminar oder der Anwendung der alchemistischen Edelstein-Essenzen machen, können Sie die Wirkung auf Ihr Energiesystem kontrollieren. Um den langfristigen Einfluss beobachten zu können, sollten Sie die Veränderung notieren und z.B. Größenvergleiche festhalten. So können Sie nach einigen Wochen feststellen, was sich bereits verändert hat.
Im tibetischen Buddhismus wird eine ähnliche Meditation zur Kontrolle der Chakra-Arbeit verwendet. Hier benutzen die Mönche – allerdings erst ab dem Tulku-Grad – ein aus Bergkristall gefertigtes Ritualinstrument als Lichtschlüssel: den sogenannten Kristall-Dorje (im indischen Vajra genannt).

	Zirkon	Amethyst	Diamant	Saphir
Farbe	Ultraviolett	Violett	Indigo	Blau
Planet	Rahu (aufsteigender Mondknoten)	Saturn	Venus	Jupiter
Wochentag		Samstag	Freitag	Donnerstag
Sternzeichen		Steinbock, Wassermann	Waage, Stier	Fische, Schütze
Chakra		7. Chakra Kronen-Chakra Sahasrara	6. Chakra Stirn-Chakra Ajna	5. Chakra Kehlkopf-Chakra Vishuddhi
Drüsen		Hypophyse	Epiphyse	Schilddrüse/ Hypophyse
Hormone		Vasopressin, Pituitrin	Serotonin, Melatonin	Thyroxin
Regulative Ebene	dominiert im Nervensystem, verstärkt kühle Violettstrahlung	dominiert in Nerven und Blut	dominiert in Lymphe und Sperma	dominiert in Drüsen, steigert Lebenskraft
Hilft gegen	Energie-Blockaden und -Knoten, Depressionen, negative Lebenseinstellungen, Nervenleiden, Geisteskrankheiten, Selbstzerstörung, Rheuma	Kopfschmerzen, Neurosen, Neuralgien, Blut- und Suchtkrankheiten, Hautleiden, Ischias, Schmerzen in Knochen und Gelenken	Alterserscheinungen, Störungen der Drüsen und im Hormonsystem, Kälte in dicken Säften wie Lymphe und Sperma	Schilddrüsenprobleme, Mumps, Lebererkrankungen, Husten, Brechreiz, Sprachproblemen, Gicht, Herz- und Rückenschmerzen
Fördert	Erkenntnisse des Seins, Verstehen der größeren Zusammenhänge des Lebens, den Zugang zu den geheimen Rhythmen des Kosmos	Harmonie, Einheit mit allen, Streben nach höheren Lebensprinzipien, geistige Freiheit	Intuition, verfeinerte Wahrnehmung, Sehkraft	Sinneswahrnehmung, Kreativität, Selbstverwirklichung, Sprachkraft
Tridosha		Vata	Kapha	Vata

Die neun Edelstein-Essenzen und ihre energetischen Zuordnungen und Wirkungen

Smaragd	Goldtopas	Perle	Rubin	Chrysoberyll
Grün	Gelb	Orange	Rot	Infrarot
Merkur	Mars	Mond	Sonne	Ketu (absteigender Mondknoten)
Mittwoch	Dienstag	Montag	Sonntag	
Zwilling, Jungfrau	Skorpion, Widder	Krebs	Löwe	
4. Chakra Herz-Chakra Anahata	3. Chakra Solarplexus-Chakra Manipura	2. Chakra Milz-/Sex.-Chakra Svadhisthana	1. Chakra Wurzel-Chakra Muladhara	
Thymus/Herz,	Bauchspeicheldrüse/Leber	Milz/Keimdrüsen,	Nebenniere	
Thymohormon, ANF, Dopamin, Noradrenalin	Insulin (Galle)	Östrogene, Testosteron	Adrenalin, Noradrenalin	
dominiert im Fleisch, vermittelt Kraft, Beharrlichkeit	dominiert im Mark, steuert das Wärmegleichgewicht	dominiert in Blut und Lymphe, dämpft heiße rote Strahlung	dominiert im Knochen, wärmeerzeugend im Körper	dominiert in Knochen und Mark, verstärkt wärmende Rotstrahlung
Entzündungen, Fieber, Nervosität, Infektionen, Wetterfühligkeit, bakterielle Erkrankungen in Magen, Darm, Leber, Niere	Erkrankungen des Zentral-Nervensystems, Rheuma, Appetitlosigkeit, Gallenkolik/-steine, Kraftlosigkeit, Hepatitis, Arthritis, Krankheiten der männlichen Geschlechtsorgane	Bluthochdruck, Wut, Herzjagen, Ärger, Erschöpfung, Darmbeschwerden, Schnupfen, Schlaflosigkeit, Asthma, Nierensteine, Fieber bei Heuschnupfen, Prostataerkrankungen	niedrigen Blutdruck, Antriebsschwäche, Herzmuskelschwäche, Anämie, Erkältungen, Koliken, Magenbeschwerden, Augenleiden, Gehirnleiden, seelische Probleme	Energie-Knoten und –Blockaden, Immunschwäche, Knochenmarkleiden
die Herzensqualitäten, Ausgeglichenheit, Meditation, Regeneration, Ausdauer	Freundlichkeit, Besonnenheit im Umgang mit anderen, Hilfsbereitschaft, Weisheit,	Wohlbefinden, Anpassungsfähigkeit an Veränderungen im Innen und Außen, Verantwortung, Klarheit des Blickes	Lebenskraft, Prana, sexuelle Kräfte, Liebe zum Leben, positive Lebenseinstellung	die energetische Verbindung zwischen Seele, Körper und Geist des Menschen
Kapha	Pitta	Kapha	Pitta	

Zirkon-Essenz

8. Chakra
Ultraviolett
Rahu

Lichtschlüssel:
Das Tor ins blaue Licht des Sirius

Chakra: 8. Chakra
Ort: zirka eine Handbreit über dem Kopf
Organe: Hypophyse und Epiphyse
Farbstrahl: Ultraviolett
Lichtschlüssel: Das Tor ins blaue Licht des Sirius
Planet: Rahu = aufsteigender Mondknoten
Elemente und Energieebene: Supra-Äther
geometrische Figur: Kreuz-Dorje
Temperament: jenseits der Temperamente
Pflanze: Zeder, Safran
Ätherisches Öl: Rhododendronöl
Wochentag: Samstag

Der Zirkon war bereits in der Antike als Heilstein hochangesehen. Damals wurde er „Hyazinth", später „Jargon" genannt.

Zirkon ist schwach radioaktiv. Er besteht bis zu 10 Prozent aus den radioaktiven Elementen Uran, Thorium und Hafnium. Der Anteil ist umso höher, je stärker seine Farbe zum dunklen Braun tendiert. In den Gesteinsschichten ist Zirkon der Hauptträger natürlicher Radioaktivität. Dennoch ist seine Radioaktivität für den Menschen weitgehend ungefährlich. Zumindest den hellen Zirkonen wird eine große Heilkraft zugeschrieben. Nicht ohne Grund gilt die biologisch verträgliche Radioaktivität auch als eines der größten Geheimnisse des Lebens und der Bewusstseinsentwicklung.

Chemisch gesehen ist der Kristall ein Zirkoniumsilikat, also eine Verbindung von Zirkonium und Silizium, mit Beimengungen zahlreicher Elemente und Mineralien wie Kalzium, Eisen, Aluminium und dem Seltenerdmetall Cer. Der Zirkon enthält damit eine Vielzahl verschiedener Element-Frequenzen, die er als Schwingungen ausstrahlt. Auf energetischer Ebene fördert das chemische Element Zirkonium das Erkennen des Lebenssinns, löst Verhaftungen am Materiellen und an festgefahrenen Denk- und Verhaltensmustern. Silizium sorgt für Geistesgegenwart, Kalzium unterstützt geistiges Wachstum, Aluminium macht neugierig auf das Neue, und Eisen stärkt Initiative und Durchhaltevermögen auf dem neuen Lebensweg.

Physikalisch gehört der Zirkon zu den sogenannten Inselsilikaten; das bedeutet, er besitzt ein Kristallgitter mit einzelnen Molekülen in Form von dreieckigen Pyramiden, sogenannten Tetraedern. Derartige Silikatstrukturen regen das Streben nach Selbstverwirklichung an und geben auch die Kraft, Ideen zu verwirklichen. Beim Zirkon formen sich diese Strukturen jedoch tetragonal, also in Rechtecken zusammen. Das wiederum regt die Neugierde und den Forschergeist an.

8. Chakra
Ultraviolett
Rahu

Farblich gehört der Zirkon zu den transparenten Kristallen. Diese Farbwirkung fördert Klarheit und Erkenntnis, Ruhe und Gelassenheit und wirkt auf Gehirn und Nerven. Der Zirkon konzentriert den ultravioletten Farbstrahl, dieser ist der kälteste unter den kosmischen Strahlen.

Die Zirkon-Essenz wird gemeinsam mit der Amethyst-Essenz eingenommen und intensiviert deren Wirkung. Für den Einfluss der Zirkon-Essenz bei überaktivem oder unteraktivem Chakra gelten daher die gleichen Angaben wie bei der Amethyst-Essenz. Die Zirkon-Essenz ist zudem Bestandteil verschiedener Mischungen, die bei bestimmten Beschwerden eingesetzt werden (siehe im Kapitel „Die Edelstein-Essenzen als alchemistische Hausapotheke").

Wirkungen

Spirituell und energetisch: Die Zirkon-Essenz lehrt Wesentliches von Unwesentlichem zu unterscheiden - auch indem sie an den Tod erinnert. Sie fördert die Suche nach dem Lebenssinn und hilft, die größeren Zusammenhänge des Lebens und seine geheimen kosmischen Rhythmen und deren Verbindung mit den Rhythmen des eigenen Körpers zu verstehen - angefangen von den langen Zyklen des Mondes (und im Körper der Menstruation) bis zu den Rhythmen der Elemente-Energie (und im Körper der Akupunktur-Meridiane), die alle zwei Stunden wechseln.

Die Zirkon-Essenz öffnet das System der sieben Körper-Chakras zum 8. Chakra hin und verbindet damit das Energiesystem mit übergeordneten geistig-energetischen Ebenen.

Geistig und seelisch: Neue Ideen und Ziele entwickeln, sie kritisch zu prüfen und sie dann auch zu verwirklichen. Das ist das Thema des ultravioletten Farbstrahls, den die Zirkon-Essenz

8. Chakra
Ultraviolett
Rahu

vermittelt. Außerdem hilft sie, negative Lebenseinstellungen und Verluste zu überwinden, und kann daher bei seelischen Tiefs und Depressionen eingesetzt werden.

Körperlich: Die Zirkon-Essenz als sehr kühle Strahlung sollte vor allem bei Erkrankungen eingesetzt werden, die mit viel Hitze einhergehen: Fieber, Verbrennungen und Übersäuerung (sie gilt als Hitzekrankheit).

Die Essenz beeinflusst den Körper vor allem über das Nervensystem. Sie vermag Energie-Blockaden und energetische Stauungen aufzulösen, dadurch kann sie Krämpfe und Schmerzen (auch Regelschmerzen bei verspäteter Menstruation) lindern. Sie regt die Leber an, hilft bei Rheuma und beeinflusst Nervenleiden, Geisteskrankheiten und selbstzerstörerische Tendenzen positiv.

Amethyst-Essenz

Chakra: Sahasrara (Kronen-Chakra), 7. Chakra
Ort: Fontanelle, Scheitel
Bedeutung: der Tausendblättrige
Organe: Hypophyse, rechtes Auge, die zwölf Gehirnnerven
Farbstrahl: Violett
Planet: Saturn
Elemente und Energieebene: Lichtäther
geometrische Figur: Dreieck und Halbmond und räumliches Kreuz, das mit höheren Dimensionen verbunden ist
Temperament: Befreiung im Licht, Meisterstufe
Pflanze: Schachtelhalm
Ätherisches Öl: Zypressenöl
Wochentag: Samstag

7. Chakra
Amethyst
Saturn

Lichtschlüssel: Materie wird zu Licht

Der Amethyst hat seinen Namen vom griechischen „amethyein", was bedeutet: „vor Trunkenheit bewahren". Damit wird auf seine Fähigkeit angespielt, den Geist in jeder Hinsicht zu klären. Seit Jahrtausenden wird er in dieser Weise als Heilstein genutzt. Bei seiner Entstehung müssen hohe Energien mitwirken: Eine ionisierende (radioaktive) Strahlung aus dem umgebenden Gestein oxidiert einen Teil des enthaltenen Eisens zu seltenem vierwertigen Eisen. Erst dadurch erhält der Amethyst seine Farbe.

Chemisch gesehen gehört der Amethyst-Quarz zur Mineralklasse der Oxide. Er enthält neben dem Siliziumdioxid des Quarzes Spuren von Kalzium, Magnesium, Natrium, Aluminium, Eisen und Lithium. Die Elementstrahlung des Siliziums sorgt für Geistesgegenwart, geistige Stabilität und Freiheit. Das seltene vierwertige Eisen verstärkt diese Wirkungen noch, denn die Eisenwirkungen Willenskraft und Durchhaltevermögen wurden bei der Umwandlung „ins Geistige gehoben". Natrium fördert ebenfalls die Standhaftigkeit und Kalzium das geistiges Wachstum. Aluminium wiederum macht neugierig, Magnesium sorgt für Vertrauen und Charisma und Lithium schließlich für die nötige Demut. Als Oxid wirkt der Kristall anregend.

Physikalisch besitzt der Amethyst eine trigonale Kristallstruktur, d.h., er wird aus Dreiecken gebildet. Diese Form stärkt die Zufriedenheit und das Ruhen in sich selbst.

Farblich ist der Amethyst im sichtbaren Licht und als kosmischer Farbstrahl ein Träger des violetten Lichts. Violett fördert die Gehirn- und Nerventätigkeit und sorgt für ein tieferes Verstehen. Aus dem Erkennen heraus entstehen wiederum innere Ruhe und Harmonie.

7. Chakra
Amethyst
Saturn

Wirkungen

Spirituell und energetisch: Die Amethyst-Essenz stärkt die Verbindung zwischen höherem und niederem Selbst. Dadurch fördert sie geistige Klarheit und spirituelle Wachheit - sie ist daher die ideale „Meditations-Essenz".

Ihr violetter Farbstrahl hilft, Erfahrungen anzunehmen und Wahrnehmungen zu verarbeiten. Durch die intensivere Verbindung mit höheren Seelenanteilen wird das Streben nach ethischen, spirituellen Lebensprinzipien und geistiger Freiheit gefördert. Das Gefühl inneren Friedens nimmt ebenso zu wie der Wunsch, in Einheit und Harmonie mit allen zu leben. Immer häufiger stellen sich dann freudige, glückvolle Momente einer tiefen Harmonie, Liebe und Weisheit ein.

Die Essenz aktiviert das Kronen-Chakra, das als Ort der großen Vereinigung von Yin und Yang, also weiblicher und männlicher Energie, von Solarem und Lunarem, elektrischen und magnetischen Energien gilt. Zudem verbinden sich hier Ida und Pingala, die polaren Kanäle der Kundalini-Energie. Hier werden die Körperenergien in feinere Lichtqualitäten verwandelt, transformiert – Materie wird wieder zu Licht.

Geistig und seelisch: Die Amethyst-Essenz hilft beim „Abnabeln" von anderen Personen und Loslassen festgefahrener Denk- und Verhaltensmuster. Sie verbessert die Konzentrations- und Erkenntnisfähigkeit.

- *Bei harmonischer Chakra-Tätigkeit:* Ist das Kronen-Chakra ausgewogen aktiv, wird seine Tätigkeit auf harmonische Weise gefördert. Das Vertrauen in die Weisheit des Lebensflusses wird gestärkt. Durch Einsicht in die persönlichen Schattenebenen entsteht eine heitere innere Gelassenheit. Die Kommunikation mit den verborgenen Ebenen der Natur wird erleichtert, was zur Einsicht in die Unsterblichkeit der Seele führt.

- *Bei Überaktivität des Chakras:* Ist das Chakra bei einem Menschen überaktiv, strotzt dieser vor Zweckoptimismus, mimt „Hans im Glück" oder zwingt anderen seine Meinung auf. Gern präsentiert er sich auch abgehoben und sieht generell über die Schattenseiten des Lebens hinweg. Diese Menschen sollten die Amethyst-Essenz nicht als Einzelessenz anwenden.
- *Bei Unteraktivität des Chakras:* Typisch für eine zu geringe Aktivität des Kronen-Chakras ist ein permanentes Misstrauen, das Verbergen der Gefühle und die Angst vor seelischen Kurzschlusshandlungen. Intuitiven Empfindungen wird prinzipiell Misstrauen entgegengebracht, und von einer höheren Ordnung wollen diese Personen nichts wissen. Für sie ist die Amethyst-Essenz eine wertvolle energetische Hilfe.

Körperlich: Auf körperlicher Ebene reguliert die Amethyst-Essenz die unterschiedlichsten Disharmonien durch Beeinflussung des Nerven- und Blutsystems. Sie kann bei allen Problemen eingesetzt werden, die mit einer Störung der natürlichen Rhythmen und Zyklen des Organismus einhergehen (z.B. Schlaf-Wach-Rhythmus, Menstruationszyklus). Besonders geeignet ist der violette Farbstrahl auch bei allen Hautkrankheiten.

Die Essenz hilft außerdem bei Kopfschmerzen, Migräne, Reizüberflutung und geistiger Hyperaktivität. Sie kann zum „Abschalten", bei einem Burn-Out-Syndrom und bei dem Gefühl, nichts hören und sehen zu wollen, verwendet werden. Ihre violette Farbenergie lindert Augenschmerzen, Schlafstörungen, durch geistige Anstrengung bedingte Nacken-Verspannungen, Neurosen, Neuralgien und Sucht-Krankheiten. Positiv beeinflusst werden können auch nervlich bedingte Verdauungsprobleme und Störungen der Darmflora sowie Blut-Krankheiten und zu starke Menstruations-Blutungen.

Außerdem hilft die Essenz bei Hautleiden, Ischias, Asthma (hier in Kombination mit Rubin-Essenz), Schmerzen in Knochen und Gelenken sowie bei Schwellungen.

Diamant-Essenz

6. Chakra
Indigo
Venus

Lichtschlüssel: Verbindung zur Schöpfung erfahren

Chakra: Ajna (Stirn-Chakra), 6. Chakra
Ort: zwischen den Augenbrauen, Siebbein
Bedeutung: „Auftrag" von oben
Organe: Großhirn, Epiphyse (Zirbeldrüse), linkes Auge, Nase, Ohren
Farbstrahl: Indigo
Planet: Venus
Elemente und Energieebene: Äther, Supra-Geist
geometrische Figur: Torus, Dorje, Dreieck
Temperament: Erleuchtung, Imagination
Pflanze: Salbei
Ätherisches Öl: Neroli
Wochentag: Freitag

Diamant bedeutet „der Unbezwingbare" (griechisch: „adamas"), was in erster Linie auf seine enorme Härte hinweist. Unbezwingbarkeit kann sich aber auch beim Anwender dieses traditionellen Heilsteins einstellen - eine Unbezwingbarkeit des Geistes.

Chemisch gesehen ist der Diamant eine Besonderheit unter den Edelsteinen, da er aus reinem Kohlenstoff, also einem einzigen chemischen Element besteht. Nur farbige Diamanten enthalten Spuren anderer Substanzen. Kohlenstoff ist wie kaum ein anderes chemisches Element höchst wandlungsfähig. In seinen Variationen durchdringt er das gesamte organische Leben: Man findet ihn im Kalk der Muscheln, im Kohlendioxid der Luft und des Atems, und als Kohlenwasserstoff bildet er die Zellbausteine Kohlenhydrat, Fett und Eiweiß. Der Diamant ist die reinste und am stärksten kristallisierte, also verstofflichte Form des Kohlenstoffs. Hier wird die in die Materie gebannte Energie gewissermaßen wieder in Licht zurückverwandelt. Eine Wandlung, die Rudolf Steiner in ähnlicher Weise dem Menschen als geistigen Entwicklungsschritt vorausgesagt hat. Am Endpunkt der Vergeistigung des Menschen werde der Kohlenstoff des Körpers zum Diamanten „erleuchtet": „Der Mensch wird lernen, sein Selbst zu erweitern, und das, was er jetzt der Pflanze überlässt (den Licht-Stoffwechsel), das wird er selbst einmal zustande bringen (...) Sein Leib wird aus durchsichtigem, und zwar weichem Kohlenstoff bestehen. Dann hat er den

Stein der Weisen gefunden. Er verwandelt seinen eigenen Leib in den Stein der Weisen." (aus: *Vor dem Tore der Theosophie*, Vortrag vom 3. 9. 1906)

Physikalisch bildet der Diamant ein kubisches Kristallsystem aus. Bei ungestörtem Wachstum wächst er zu einem Oktaeder, einer Doppelpyramide mit quadratischer Grundfläche. Er entwickelt sich also völlig symmetrisch in alle drei Raumesrichtungen zugleich, was als Zeichen seiner großen Ordnungskraft gilt.

6. Chakra
Indigo
Venus

Farblich: Diamant besitzt auch die ungewöhnliche Eigenschaft der Thermolumineszenz, d.h., er wandelt Wärme in Licht um: Weit unterhalb der Glühtemperatur fängt er bei Erwärmung an zu leuchten. In vergleichbarer Weise vermag die Diamant-Essenz kosmische Energie so zu wandeln, dass sie für das menschliche Energiesystem „sichtbar", d.h., nutzbar wird.

Als klarer Stein sorgt er auch für „Durchblick" und fördert die Erkenntnisfähigkeit. Trotz seiner Klarheit überträgt er den indigoblauen kosmischen Strahl.

Wirkungen

Spirituell und energetisch: Die Diamant-Essenz fördert die Intuition, verfeinert die Wahrnehmung und hilft, die Verbindungen zur Schöpfung zu erfahren. Sie gleicht Unterschiede in der Aktivität der linken und rechten Gehirnhälfte aus. Bei regelmäßiger Anwendung nehmen ungewollte Verstrickungen in die Welt der Dualitäten ab. So kann das Phänomen der Polarität besser erkannt, erforscht und die Einheit in allem entdeckt werden. Widerstreitende Gegensätze können ins Gleichgewicht gebracht und die eigenen Erfahrungen besser verstanden werden. Die eigene Berufung wird entdeckt und das kreative Potential genutzt, um die Welt mit Schönheit zu bereichern.

Geistig und seelisch: Die Indigo-Essenz fördert Bewusstheit, Selbstbestimmung und Charakterstärke. Sie hilft Krisen zu bewältigen, die Ursache von Problemen zu durchschauen und das eigene Leben auf die Reihe zu bringen. So können auch die seelischen, emotionalen und psychischen Hintergründe, die zu einer Erkrankung beitragen, besser erkannt und positiv beeinflusst werden.

Die Essenz unterstützt zudem logisches Denken und die Lernfähigkeit.

6. Chakra
Indigo
Venus

- *Bei harmonischer Chakra-Tätigkeit:* Ist das Stirn-Chakra normal und ausgewogen aktiv, werden seine Aufgaben im Energiesystem bei Anwendung der Diamant-Essenz gefördert. Die Quelle der Kraft im Menschen erschließt sich immer mehr. Das Wissen durch intuitives Naturverstehen wächst ebenso wie das Verstehen der eigenen Schattenseiten.
- *Bei Überaktivität des Chakras:* Ist das Stirn-Chakra bei einem Menschen überaktiv, versucht er sich ständig in den Mittelpunkt zu stellen. Er ist oft egozentrisch und exzessiv, befindet sich permanent in Konflikten, hat ständig große Pläne, aber verzettelt sich gern. Mitunter sind diese Menschen machtgierig, werden oft wütend und sind dogmatisch. Oder sie machen sich viele Sorgen, und ihr Geist kommt nicht zur Ruhe. Diese Menschen sollten die Diamant-Essenz nicht als Einzelessenz verwenden.
- *Bei Unteraktivität des Chakras:* Typisch für eine zu geringe Aktivität des Stirn-Chakras und damit einen Mangel an Indigo-Energie ist eine schlecht entwickelte Selbstständigkeit. Ständig laufen diese Menschen neuen Vorbildern und aktuellen Trends hinterher. Oder sie lassen alles über sich ergehen und haben eine übermäßige Bescheidenheit. Oft leiden sie darunter, sich nicht richtig ausdrücken zu können. Diese Personen können durch die Anwendung der Diamant-Essenz wertvolle Anstöße erhalten.

Körperlich: Auf körperlicher Ebene dominiert ihr Einfluss auf die Lymphe, daher werden sämtliche Reinigungsprozesse unterstützt. Sie beugt frühzeitiger Alterung vor und hilft bei Störungen der endokrinen Drüsen und des Lymphsystems.

Positiv beeinflusst werden alle Erkrankungen, die mit Verschlackung und schleichender Selbstvergiftung einhergehen, insbesondere Hautleiden, Ekzeme, Erkrankungen der Harnwege, Schmerzen in Knochen und Gelenken, Erkrankungen der Nerven, Sinnesorgane und des Gehirns. Langfristig angewendet stärkt die Essenz auch die Sehkraft.

Die Diamant-Essenz hat außer auf die Lymphen auch Einfluss auf alle anderen „dicken Säfte“ wie Sperma, Hustenauswurf, Eiter. Alle damit verbundenen Erkrankungen werden durch sie positiv beeinflusst.

Saphir-Essenz

Chakra: Visuddha (Hals/Kehlkopf-Chakra), 5. Chakra
Ort: Kehle, Atlaswirbel
Bedeutung: geläutert – gereinigt
Organe: Mund, Kehle, Schilddrüse
Farbstrahl: Blau
Planet: Jupiter
Elemente und Energieebene: morphogenetischer Äther
geometrische Figur: Donut, Kreis
Temperament: geistiges Erwachen
Sinne: Hören
Pflanze: Löwenzahn
Ätherisches Öl: Thymianöl
Wochentag: Donnerstag

5. Chakra
Blau
Jupiter

Lichtschlüssel: Geschöpf wird zum Schöpfer

Der Saphir erhielt seinen Namen wahrscheinlich vom babylonischen „sipru“, was „ritzend“ bedeutet. Tatsächlich ist der Saphir nach dem Diamanten der zweithärteste Edelstein, und man kann mit ihm alle anderen ritzen. Seit Jahrtausenden wird er als Heilstein verwendet.

Chemisch gesehen gehört er zur Korundfamilie, er ist ein Aluminiumoxid mit Beimengungen von Chrom und je nach Farbe anderen Elementen. Beim blauen Saphir ist Titan der farbgebende Inhaltsstoff. Als chemisches Element vermittelt Titan Unabhängigkeit und geistige Größe und bringt seelische Erleichterung. Als Oxid wirkt der Saphir belebend und vitalisierend, verleiht Stabilität und festen Halt im Leben.

Physikalisch gesehen bildet der blaue Saphir dreieckige (trigonale) Kristalle. Diese können sich prismatisch, rhombisch oder zu sechsseitigen Doppelpyramiden anordnen. Derartige Strukturen fördern das Einfühlungsvermögen, die Zufriedenheit mit dem Leben und einen zielstrebigen Lebensstil.

Farblich ruft der Saphir eine beruhigende Wirkung hervor, die jedoch nicht passiv macht. Das Blau lindert Ängste, fördert den Mut und regt an, auf andere zuzugehen. Der blaue Saphir transportiert auch den blauen kosmischen Strahl.

Wirkungen

5. Chakra
Blau
Jupiter

Spiritull und energetisch: Die „blaue" Essenz ist das Mittel der Selbstverwirklichung. Sie hilft, den inneren Reichtum zu entdecken und selbstbestimmt zu leben. Im kreativen Schaffen und Gestalten der Umwelt kann sich die eigene Intuition widerspiegeln und der Mensch sich als Schöpfer erleben.

Die Essenz des blauen Saphirs regt das Streben nach höheren Formen der Kommunikation und das Erkennen der Zusammenhänge im „Netz der Schöpfung" an - der Horizont wird in vielfacher und ganzheitlicher Weise erweitert.

Geistig und seelisch: Die Saphir-Essenz stärkt die Sinne, erhöht Kreativität und Sprachkraft. Sie fördert eine ausgewogene Sichtweise und umsichtiges Handeln. Die Toleranz gegenüber anderen wird erhöht. Der blaue Farbstrahl hilft zudem, Tiefenstrukturen und Zusammenhänge zu verstehen und ein erfülltes Gefühlsleben zu entwickeln. Die Essenz fördert Offenheit und Ehrlichkeit sowie das Herausbilden einer natürlichen Autorität.

- *Bei harmonischer Chakra-Tätigkeit:* Ist das Hals-Chakra normal und ausgewogen aktiv, fällt es leicht, kreativ, originell und treffsicher zu sein. Das Unterscheidungsvermögen ist gut entwickelt. Bei diesen Menschen stärkt die Saphir-Essenz des blauen Farbstrahls die Unterscheidungskraft zwischen Dualität und Polarität. Das positive Gestalten der Umwelt nach einer Vision fällt immer leichter, denn der Saphir richtet die Gedanken auf die selbstgesteckten Ziele aus und mobilisiert den Geist, sie auch zu erreichen.
- *Bei Überaktivität des Chakras:* Ist das Hals-Chakra bei einem Menschen überaktiv, dann verspricht er viel und hält wenig. Er hat einen starken Geltungsdrang, hört sich gern reden und plappert andere nieder. Ständig möchte er im Mittelpunkt stehen, muss immer andere um sich herum oder stets etwas zu tun haben. Mitunter sind diese Menschen extreme Perfektionisten und verstecken sich hinter intellektuellem Gerede. Diese Menschen sollten die blaue Essenz nicht als Einzelessenz anwenden.
- *Bei Unteraktivität des Chakras:* Kennzeichnend für eine zu geringe Aktivität des Hals-Chakras ist, dass bestimmte Gedanken ständig im Kopf kreisen und man innere Dialoge führt.

Vielfach leidet ein solcher Mensch unter dem Gefühl, sich nicht vollständig ausdrücken zu können, oder hat sogar Sprachstörungen. Er fühlt sich öfter hilflos, unzulänglich und machtlos. Meist unterdrückt er sich selbst und hat Probleme, über seine Probleme zu sprechen. Diesen Personen kann die Anwendung der blauen Essenz oft schnell helfen.

5. Chakra
Blau
Jupiter

Körperlich: Im Körper stärkt die Essenz Lebenskraft und Nerven. Der blaue kosmische Strahl regiert die Drüsen und das Fettsystem. Auch alle Hohlräume stehen unter seinem Einfluss, weshalb er unter anderem auch nervlich bedingte Darmkrankheiten kurieren kann.

Die Essenz hilft bei Funktionsstörungen der Schilddrüse, regt Verdauung und Stoffwechsel an und lindert Schmerzen in Nacken, Schultern, Armen und Händen. Positiv beeinflusst werden zudem Mumps, Husten, Brechreiz, Magersucht, Herz- und Rückenbeschwerden sowie Lebererkrankungen, Gallenbeschwerden, Gicht und Depressionen.

Smaragd-Essenz

4. Chakra
Grün
Merkur

Lichtschlüssel: Weisheit und Liebe

Chakra: Anahata (Herz-Chakra), 4. Chakra
Ort: Brustbereich
Bedeutung: subtile Vibrationen der Lebensenergie
Organe: Herz, Thymus, Kreislauf, Lunge, Arme
Farbstrahl: Grün
Planet: Merkur
Elemente und Energieebene: Luft
geometrische Figur: Hexagramm, Sterntetraeder
Temperament: melancholisch
Sinne: Tasten
Pflanze: Johanniskraut
Ätherisches Öl: Weihrauch
Wochentag: Sonntag

Der Name Smaragd stammt vom Griechischen „smaragdos", was auf die Sanskrit-Wurzel „samaraka" zurückgeht - die ursprüngliche Bedeutung ist unklar, jedoch weist diese Herkunft darauf hin, dass der Kristall bereits seit vielen Jahrtausenden als Schmuck- und Heilstein verwendet wird.

Chemisch gehört er zu der großen Gruppe der Berylle und ist ein Beryllium-Aluminum-Silikat. Er enthält neben Beryllium, Aluminium, Silizium und Sauerstoff auch Kalium, Natrium und Lithium, doch erst das Chrom gibt ihm die grüne Farbe und unterscheidet ihn von anderen Beryllen.

Chrom stärkt Individualität und Selbstbewusstsein, hilft gegen das Gefühl, unter Druck zu stehen, und bei Schwächezuständen. Kalium fördert die Intuition, befreit von Ängsten und stärkt das Herz. Beryllium fördert Wahrnehmung und Disziplin, Natrium gibt Standhaftigkeit, Aluminium macht neugierig, Silizium sorgt für Stabilität und Lithium für Demut.

Physikalisch ist der Smaragd ein Ringsilikat. Die Silikat-Tetraeder bilden dabei geordnete sechseckige Ringe. Das macht ihn zu einem sehr guten Leiter für elektrischen Strom. Sein hexagonales, also sechseckiges Kristallsystem fördert Zielstrebigkeit und Ausdauer.

Farblich: Das Grün wirkt harmonisierend, beruhigt, fördert den inneren Frieden und die Verbindung mit der Natur. Die Farbe drängt das Energiesystem in keine Richtung, sondern bringt es in seine eigene neutrale Mitte. Der Smaragd transportiert auch den grünen kosmischen Farbstrahl.

Wirkungen

4. Chakra
Grün
Merkur

Spirituell und energetisch: Die Smaragd-Essenz öffnet den Zugang zur kosmischen Liebe und Weisheit des eigenen Herzens. Dadurch vermittelt sie ein tiefes Verständnis für die eigene Person und andere und beschleunigt das geistige Wachstum. Über die Energie des Herzens kann die Verbundenheit mit der Natur und der spirituellen Welt erlebbar werden. Die Intuition und die Fähigkeit zum Channeling werden gestärkt. Die Herzenergie ist zudem eine starke Heilenergie, die für einen selbst und andere genutzt werden kann.

Geistig und seelisch: Die Essenz des grünen Farbstrahls fördert Mitgefühl, Verständnis und Gemeinschaftssinn. Gefühle von Ausgeglichenheit, Ausdauer, Großmut und heiterer Gelassenheit nehmen zu. Der Sinn für Schönheit und Harmonie wird gefördert.

- *Bei harmonischer Chakra-Tätigkeit:* Ist das Herz-Chakra normal und ausgewogen aktiv, wird seine Tätigkeit durch die Smaragd-Essenz auf harmonische Weise gefördert: Das Herz wird zum Organ des intuitiven Geistes. Die Weisheit des Herzens und bedingungslose Liebe verwandeln das Ego und verschmelzen Individualität und Universalität miteinander. Die Getrenntheit der Dinge wird im Herzen als Illusion erkannt und eine tiefe, liebende Verbundenheit mit der gesamten Schöpfung erfahren.
- *Bei Überaktivität des Chakras:* Bei einem überaktiven Herz-Chakra ist der Mensch oft leicht erregbar, ungeduldig, redet hastig und zeigt keine Gefühle und Bedürfnisse. Er richtet über andere, tritt als Weltkenner auf und übt gern Macht über Gruppen aus. Seiner Vorstellung nach, dreht sich die Welt nur um ihn. Diese Menschen sollten die Smaragd-Essenz nicht als Einzelessenz anwenden.
- *Bei Unteraktivität des Chakras:* Typisch für eine zu geringe Aktivität des Herz-Chakras ist die Einstellung, ein Opfer des Schicksals zu sein. Der Mensch erscheint kühl, unnahbar,

möchte etwas Besonderes sein und will sich nicht integrieren. Er ist unsicher, oft neidisch und pessimistisch und hat kein Gefühl für sich selbst.

4. Chakra
Grün
Merkur

Körperlich: Der grüne Farbstrahl hat Einfluss auf alle schweren Bestandteile des Körpers wie Knochen und die schweren Eingeweide: die Leber, Gedärme und Nieren. Die Smaragd-Essenz stärkt die Regenerationskraft und fördert die Entgiftung. Daher hilft die Essenz bei allen Erkrankungen, die mit einer Übersäuerung in Zusammenhang stehen. Sie unterstützt Leber, Nieren, Magen und Bauchspeicheldrüse. Und sie hilft bei Infektionen, Fieber, Wetterfühligkeit, Herz-Kreislaufproblemen, Erkrankungen der männlichen Geschlechtsorgane und Nervosität.

Goldtopas-Essenz

Chakra: Manipuraka (Solarplexus-Chakra), 3. Chakra
Ort: etwa zwei Fingerbreit über dem Bauchnabel
Bedeutung: glänzend wie ein Juwel
Elemente und Energieebene: Feuer
Organe: Magen, Leber, Galle, Nieren, Bauchspeicheldrüse
Farbstrahl: Gelb
Planet: Mars
geometrische Figur: Dreieck nach unten, Tetraeder
Temperament: sanguin
Sinne: Sehen, Riechen und Hören
Pflanze: Rosa damascena, Löwenzahn
Ätherisches Öl: Rosenöl
Wochentag: Dienstag

3. Chakra
Gelb
Mars

Lichtschlüssel: Wandlung vom Universum zum Holoversum

Der Goldtopas unterscheidet sich von anderen Topas-Arten durch die andere Beimischung chemischer Elemente: statt des blaufärbenden Eisens im blauen Topas enthält der echte Goldtopas Phosphor, wohingegen der gelbe Topas durch Chrom seine Farbnuance erhält. Phosphor wird hier zum Lichtbringer (griechisch: „phosphoros" = „lichtbringend") des Solarplexus-Chakras, dem die Goldtopas-Essenz zugeordnet ist. Synonyme für den Goldtopas sind Edeltopas, Topas Imperial und Gelber Edeltopas.

Chemisch gesehen ist der Goldtopas ein Aluminiumsilikat mit Fluor und einer Wasserstoff-Sauerstoff-Verbindung (Hydroxid). Phosphor steuert die Wärme des Körpers und stärkt das geistige und körperliche Bewusstsein über die eigene Persönlichkeit. Aluminium fördert den Wunsch nach Veränderung und eröffnet damit neue Räume, wo die Phosphor-Kraft einen weiteren Aspekt des eigenen Selbst erfahrbar machen und ins Bewusstsein bringen kann.

Physikalisch gehört der Goldtopas zu den Inselsilikaten, jedoch ordnen sich hier die dreieckigen Pyramiden-Formen (Tetraeder) zu Rauten (rhombisch) an. Die Tetraeder-Struktur der Moleküle fördert den Wunsch, das Leben nach eigenen Vorstellungen zu gestalten. Stärker ist hier jedoch die Formenwirkung ihrer rautenförmigen Vernetzung. Sie stärkt das Einfühlungsvermögen und den besonnenen und freundlichen Umgang mit anderen Menschen.

Farblich hat das Gelb eine sanft belebende Wirkung. Es erzeugt ein sonniges Gemüt und unterstützt Lern- und Reifeprozesse. Der Goldtopas ist Träger des gelben Farbstrahls.

3. Chakra
Gelb
Mars

Wirkungen

Spirituell und energetisch: Die Goldtopas-Essenz hilft bei der Verarbeitung unbewußter und immaterieller Kräfte und deren Integration in eine ganzheitliche Persönlichkeit. Sie fördert eine in sich selbst ruhende, universelle Identität. Die Aktivierung des Solarplexus-Chakras durch die Essenz erleichtert bewusst erinnerbare Astralreisen und aktiviert positive Restenergien atlantischen Ursprungs.

Geistig und seelisch: Die Kraft der Goldtopas-Essenz nährt das Feuer des Verlangens, die Energie und Macht der Emotionen, ohne sie zu überhitzen. Im Spüren der eigenen Kraft entsteht ein gesundes Selbstwertgefühl. Zudem unterstützt die Essenz die Fähigkeit zur Selbsteinschätzung und Selbstbeobachtung in allen Situationen des Lebens.

- *Bei harmonischer Chakra-Tätigkeit:* Ist das Solarplexus-Chakra normal und ausgewogen aktiv, wird seine Tätigkeit auf harmonische Weise gefördert. Seine gesunde Aktivität erkennt man an einem offenen, warmherzigen und großzügigen Wesen des Menschen. Er hat eine wache Auffassungsgabe und weiß instinktiv, was zu tun ist. Die Goldtopas-Essenz erleichtert den Zugang zu unterdrückten Anteilen der Persönlichkeit, dem Schattenbereich des Ego. Sie hilft - gemeinsam mit der Smaragd-Essenz - das Ego zu verwandeln und Individualität und Universalität miteinander zu verschmelzen. Ein harmonisch stark aktives Solarplexus-Chakra verändert das astrale Energiefeld des Körpers positiv und erleichtert den Kontakt zu höheren spirituellen Ebenen.
- *Bei Überaktivität des Chakras:* Typisch für ein überaktives Solarplexus-Chakra ist die Suche nach einem starken Partner. Oft geht die Person den Weg des geringsten Widerstands, ist voller Ängste, aber auch voller Begierde. Oft setzt sie sich „ins gemachte Nest". Äußerlichkeiten sind ihr wichtiger als innere Werte. Sie denkt ständig angstvoll an die Zukunft.

Häufig nimmt sie sich etwas vor, führt es jedoch nicht aus. Diese Personen sollten die Goldtopas-Essenz nicht als Einzelessenz verwenden.

- *Bei Unteraktivität des Chakras:* Ist das Solarplexus-Chakra unteraktiv, kann der Mensch schlecht nein sagen. Es fällt ihm schwer, innerlich loszulassen. Er verschließt sich und grübelt gern über die Vergangenheit nach. Oft ist er entmutigt und pessimistisch oder gefällt sich in melodramatischen Opferrollen. Er sucht die Schwäche bei anderen, um selbst nicht stark sein zu müssen - die Fehler der von ihm kritisierten Personen sind oft die eigenen Schwachstellen. Mitunter neigt er auch zum Dogmatismus. Diesen Menschen hilft die Goldtopas, sich selbst zu erkennen und zu vertrauen.

Körperlich: Der gelbe kosmische Strahl ernährt das Knochenmark und reguliert das Wärmegleichgewicht im Körper. Sind diese beeinträchtigt, kann die Goldtopas-Essenz regulierend eingesetzt werden.

Die Essenz hilft zudem bei Erkrankungen des Zentralnervensystems und bei Kraftlosigkeit. Der gelbe Farbstrahl liefert der Leber und Bauchspeicheldrüse Energie, regt die Verdauungskräfte und den Stoffwechsel an. Positiv beeinflusst werden auch Hämorrhoiden und Warzen, letztere in Kombination mit Rubin-, Saphir- und Chrysoberyll-Essenz. Die Essenz ist zudem sinnvoll bei Rheuma, Gallensteinen, Hepatitis, Arthritis und Krankheiten der männlichen Geschlechtsorgane.

Perlen-Essenz

2. Chakra
Orange
Mond

Lichtschlüssel: Ort der physischen Schöpfung und erster materieller Ausdruck der polaren Energien

Chakra: Svadhisthana (Milz/Sexual-Chakra), 2. Chakra
Ort: etwa eine Handbreite unter dem Bauchnabel
Bedeutung: ein besonderer Palast
Organe: Milz, Harnleiter, Ovarien, Hoden
Farbstrahl: Orange
Planet: Mond
Elemente und Energieebene: Wasser
geometrische Figur: zunehmender Mond, Ikosaeder
Temperament: cholerisch
Sinne: Schmecken
Pflanze: Lavendel
Ätherisches Öl: Myrtenöl
Wochentag: Montag

Die Perle hat ihren Namen wahrscheinlich von dem mittelalterlichen Ausdruck für eine kleine Birne „perula" entliehen. Birnenförmige Perlen waren nämlich in dieser Zeit heiß begehrt.

Chemisch setzt sich die Perle weitgehend aus Kalziumkarbonat zusammen (zirka 95 Prozent). Dazu kommen Spuren organischer Hornsubstanz, Conchyn genannt, und etwa 3 bis 4 Prozent Wasser. Passend zu diesem hohen Wassergehalt wird der Perle auch symbolisch das Element Wasser und damit der Bereich der Gefühle zugeordnet.

Das Element Kalzium klärt die Irrungen und Wirrungen und fördert Verstehen und geistiges Wachstum. Und wie alle Carbonate bringt die Perle Unterdrücktes an die Oberfläche des Bewusstseins und reguliert das Tempo der Persönlichkeitsentwicklung.

Physikalisch gesehen bilden die Moleküle der Perle ein rhombisches (rautenförmiges) Kristallgitter. Das fördert das Einfühlungsvermögen, kann aber immer wieder plötzliche Umschwünge und Veränderungen im Leben auslösen. Dieser Effekt wird gemildert durch die trigonale (dreieckige) Kernstruktur, um die sich die Perle bildet. Sie wirkt beruhigend und vermittelt Zufriedenheit.

Farblich gehört die Perle zu den weißen und damit neutralen Farben. Weiß fördert das Erkennen, indem es das, was wirklich ist, bewusst macht. Die Perle ist Träger des kosmischen Orange-Farbstrahls.

Wirkungen

2. Chakra
Orange
Mond

Spirituell und energetisch: Die Perlen-Essenz unterstützt das zweite Chakra, das Energiezentrum der Umwandlung. Hier werden sowohl die Nahrungsmittel in verwertbare Energie umgesetzt als auch unbewusste, emotionale Kräfte aufgenommen und eine Reaktion darauf vorbereitet. Es ist der Sitz des Gefühlsbewusstseins, das durch die Essenz aktiviert und verfeinert wird. Das kann die Traumtätigkeit anregen und das Thema von Anima und Animus, also der männlichen Energien in einer Frau und der weiblichen im Manne ins Bewusstsein bringen.

Die Perlen-Essenz unterstützt zudem die Aufgabe des Chakras, kosmische Energie in Geschlechtsenergie zu verwandeln und astrale Kräfte ins Nervensystem zu übertragen.

Geistig und seelisch: Die Orange-Essenz der Perle stärkt das Wohlbefinden, die Anpassungsfähigkeit an Veränderungen und das Verantwortungsgefühl. Sie erhöht die persönliche magnetische Anziehungskraft, verbessert die Fähigkeit zu genießen, aber auch die Unterscheidungskraft. Ausbrüche von Wut und Ärger, ein cholerischer Charakter und Erschöpfungszustände können durch sie positiv beeinflusst werden.

- *Bei harmonischer Chakra-Tätigkeit:* Ist das 2. Chakra normal und ausgewogen aktiv, hat die Person ein starkes Gefühl für Gerechtigkeit, besitzt gesunden Menschenverstand und ein aufrichtiges Wesen. Sie kann gut auf andere Menschen zugehen, ist hingabefähig und genießt ihre Sexualität. Meist haben diese Menschen auch Zugang zu Anteilen ihres Unbewussten, etwa in Form von Klarträumen. Mit Gebrauch der Perlen-Essenz können diese Fähigkeiten noch erheblich gesteigert werden.
- *Bei Überaktivität des Chakras:* Ein überaktives Milz/Sexual-Chakra haben oft einseitige Vernunftmenschen und verantwortungslose Wissenschaftler und Politiker. Sie wollen sich um jeden Preis beweisen und über andere erheben und kennen dabei keine Skrupel, die Natur auszubeuten. Diese Menschen sind oft nervös, haben eine verkniffene Körpersprache und steife Bewegungen und sind oft neidisch. Sie nutzen Erotik als bloßen Konsum und können urplötzlich in Hassgefühle ausbrechen. Diese Personen sollten die Perlen-Essenz nicht als Einzelessenz nutzen.

2. Chakra
Orange
Mond

- *Bei Unteraktivität des Chakras:* Ist das 2. Chakra unteraktiv, wird der Mensch oft verschlossen und kühl, hat Vorurteile und ist nachtragend. Er kann innerlich nicht loslassen und hat deshalb Angst vor Fehlern. Seine Sprache ist meist monoton und langatmig, seine Bewegungen wirken unbeholfen, und er kann sich kaum an etwas erfreuen. Manche Personen werden dogmatisch und unversöhnlich, entwickeln Besitzgier, Eifersucht und sogar berechnenden Hass. Diesen Menschen kann die Perlen-Essenz sehr gut eine neue Sichtweise eröffnen.

Körperlich: Der kosmische Orange-Farbstrahl hilft bei allen Leiden, die durch zuviel Hitze und Austrocknung entstehen. Er beeinflusst die dünnen Säfte im Körper wie das Blut. Wenn Blut, Haut und Zellgewebe Feuchtigkeit benötigen, sollte die Perlen-Essenz eingesetzt werden.

Die Perlen-Essenz hilft bei Problemen der Keimdrüsen, bei Prostata-Erkrankungen, Harnwegs-Infektionen und Menstruations- und Zyklusstörungen. Sie unterstützt die Milztätigkeit, hat positiven Einfluss bei ungewollter Kinderlosigkeit und sorgt für eine reibungslose Schwangerschaft. Generell lenkt sie die Lebenskraft in die richtigen Bahnen.

Auch Erkrankungen des Muskelsystems, der Hände und des Blutes werden durch die Perlen-Essenz gelindert. Die Essenz ist zudem sinnvoll bei so unterschiedlichen Problemen wie Bluthochdruck, Darmbeschwerden, Durchfall, Erkältungen, Asthma und Schlaflosigkeit.

Rubin-Essenz

Chakra: Muladhara (Wurzel-/Basis-Chakra), 1. Chakra
Ort: Sakralwirbelbereich/Perineum/Beckenboden
Bedeutung: lebensgebender Ursprung – etwa als Welten-Ei, das „Ei Brahmas" (Shiva Lingam und Yoni)
Organe: Wirbelsäule, Skelett
Farbstrahl: Rot
Planet: Sonne
Elemente und Energieebene: Erde, Palast der Kundalini, Pluto
geometrische Figur: Quadrat, Würfel
Temperament: phlegmatisch
Sinne: Riechen
Pflanze: Pfingstrose
Ätherisches Öl: Jasminöl
Wochentag: Sonntag

1. Chakra
Rot
Sonne

Lichtschlüssel: Die schöpferischen Kräfte des Universums entfalten sich; verkörpern und besitzen

Der Rubin leitet seinen Namen vom Lateinischen „rubeus" ab, was einfach „rot" bedeutet.

Chemisch gesehen zählt der Rubin zu den Oxiden. Der Vertreter der Korund-Familie ist ein Aluminiumoxid mit Beimengungen von Kalzium, Magnesium, Silizium, Zink, Eisen und Titan. Erst das Chrom aber gibt dem Kristall die typische Farbe und unterscheidet ihn von anderen Korunden.

Diese chemische Mischung passt optimal zum „Basis-Chakra", dem „roten" Kraftzentrum des Energiesystems: Silizium und Chrom helfen gegen Erschöpfung und Schwächezustände, Magnesium beseitigt Gefäßverkalkungen, Kalzium stärkt das Herz und verbessert die Reizübertragung der Nerven, Zink gibt Kraft und fördert die Kommunikation, Titan beseitigt Ängste, und Aluminium macht Lust auf Veränderung.

Auch als Oxid fördert der Rubin, wie alle Oxide, Aktivität und Dynamik. Es vitalisiert, verleiht aber auch Standhaftigkeit.

Physikalisch gehört der Rubin zu den trigonalen (dreieckigen) Kristallsystemen, was in der Kraft-Mischung für mehr Geduld sorgt.

Farblich schürt Rot die Aktivität noch mehr an. Rot wirkt anregend und stimuliert den Kreislauf. Es trägt aber auch zur Verarbeitung von Erfahrungen und damit zum geistigen Wachstum bei. Der Rubin sendet auch das heiße kosmische Licht des roten Farbstrahls aus.

Wirkungen

I. Chakra
Rot
Sonne

Spirituell und energetisch: Die Rubin-Essenz stärkt die Liebe zum Leben. Sie aktiviert die Lebenskraft und die sexuellen Energien und vermittelt ein positives Lebensgefühl. Die Essenz verbindet das Wurzel-Chakra stärker mit dem magnetischen Puls der Erde, der Hauptfrequenz der sogenannte Schumann-Welle (7,8 Hertz mit zur Zeit häufigen Schwerpunktverlagerungen zwischen 8 und 13 Hertz). Auf feinstofflich-energetischer Ebene ist damit eine „Erdung“ verbunden, und die Verbundenheit mit Mutter Erde wird aktiviert. Das Leben wird als Fluss des Werdens und Vergehens erfahren.

Ein aktiviertes Wurzel-Chakra erleichtert es zudem, sich den tief in allen Zellen gespeicherten Erinnerungen zu öffnen - bis hin zu Einflüssen aus früheren Leben.

Geistig unsd selisch: Die Rubin-Essenz aktiviert die Lebensgeister, sie stärkt den Lebenswillen und die Regenerationskräfte. Das Wurzel-Chakra hat Einfluss auf alle instinktiven Entscheidungen, Orientierungen und Ausrichtungen. So kann die Rubin-Essenz unreflektierte Wahrnehmungsmuster ins Bewusstsein bringen.

- *Bei harmonischer Chakra-Aktivität:* Ist das Chakra normal und harmonisch aktiv, steht die Person mit beiden Beinen auf der Erde und im Leben. Sie ist vital, aktiv, hat Gefühl für Rhythmus und kann das Leben genießen. Diese Menschen sind lebensbejahend, liebevoll und können ihrem Sein einen höheren Sinn verleihen. Durch die Rubin-Essenz werden diese Eigenschaften noch gefördert.
- *Bei Überaktivität des Chakras:* Ein überaktives, unausgewogenes Wurzel-Chakra führt oft zu dogmatischen Geisteshaltungen. Oft sind diese Menschen sehr materialistisch eingestellt, haben ein großes Machtverlangen, sind voller Begierde, aber auch voller Ängste. Sie fühlen sich ausgestoßen und in ihrer Gefühlswelt eingeschlossen. Jede Form zwischenmenschlicher Kontakte ist für sie ein sportlicher Wettkampf: Sie wollen im Geldverdienen auftrumpfen, und ihr Liebesleben wird vom Trieb be-

stimmt. Gefühle zu offenbaren ist ihnen unmöglich. Diese Menschen sollten die Rubin-Essenz nicht als Einzelessenz anwenden.

- *Bei Unteraktivität des Chakras:* Typisch für ein unteraktives Wurzel-Chakra ist, dass diese Menschen ihre Ziele und Wünsche nur erträumen, statt etwas zu ihrer Verwirklichung zu tun. Sie sind pessimistisch, leicht zu entmutigen, träge und erscheinen oft kraftlos. Sie kommen mit der Realität nicht zurecht, sind oft neidisch auf andere und können innerlich nicht loslasen. Es sind die liebeskranken Träumer, die es nie wagen, sich der Angebeteten zu nähern. Diese Menschen können mit Hilfe der Rubin-Essenz Träume wahr werden lassen.

Körperlich: Der rote kosmische Strahl lindert Krankheiten, die von Kälte herrühren oder die von kalten dünnflüssigen Absonderungen begleitet sind. Zudem herrscht er über die Gesamtheit des Skelettsystems.

Durch die kräftige Energiezufuhr vermag die Rubin-Essenz bei vielen Krankheiten, die mit einem Mangel an Energie (und Wärme) verbunden sind, zu helfen. Positiv beeinflusst werden niedriger Blutdruck, Antriebsschwäche, Herzmuskelschwäche, Anämie, Erkältungen, Magenbeschwerden, Augenleiden und Gehirnleiden. Chronische Verspannungen des gesamten Rückens werden durch sie gelindert und Erkrankungen der Knochen und insgesamt des Skelettbaus bis hin zu Zähnen, Nägeln und Knochenmark positiv beeinflusst.

Die Essenz des roten Farbstrahls hilft zudem bei Sexualstörungen, Infektionen, Abwehrschwäche, Verkalkungen, Verkrampfungen, Übersäuerung und Mangel an Vitalstoffen wie Vitaminen.

Fuß-Chakras
Infrarot
Ketu

Lichtschlüssel: in Kontakt mit Ur-Energien der Erde

Chrysoberyll-Essenz

Chakra: Neben-Chakra Füße
Ort: ungefähr Mitte der Fußsohlen
Bedeutung: die sprudelnde Quelle
Organe: Zentralnervensystem, Nieren
Farbstrahl: Infrarot
Planet: Ketu = absteigender Mondknoten
Elemente und Energieebene: Erdenergie in ihrer höheren Form als Gaia, Yin, weiblich
geometrische Figur: liegende Acht, Lemniskate
Temperament: jenseits der Temperamente
Pflanze: Ginseng, Safran
Ätherisches Öl: Zypressenöl
Wochentag: Samstag

Chrysoberyll bedeutet „goldfarbener Beryll" (griechisch „chrysos" = Gold). Heute bezeichnet man damit jedoch keine echten Beryl-le, die zu den Silikaten gehören.

Chemisch gesehen ist der Chrysoberyll vielmehr ein Oxid: ein berylliumhaltiges Aluminiumoxid mit Beimengungen von Titan und den farbgebenden Eisen und Chrom. Auffällig ist, dass dies den wichtigsten Bestandteilen der Rubin-Essenz entspricht, zu deren Unterstützung die Chrysoberyll-Essenz häufig eingesetzt wird. Dazu kommt hier jedoch noch Beryllium (auch ein Bestandteil der Smaragd-Essenz des Herz-Chakras). Beryllium fördert Wahrnehmung, Willenskraft, Disziplin und Durchsetzungsvermögen. Als Oxid wirkt Chrysoberyll belebend und vitalisierend, verleiht aber auch Stabilität.

Physikalisch gesehen bildet Chrysoberyllium ein rhombisches (rautenförmiges) Kristallgitter aus. Dabei wachsen die flachen Kristalle oft im Winkel von 60 Grad zusammen und durchdringen sich, wodurch sechseckige Formen entstehen. Viereckige und sechseckige Formen verbinden sich also in ihm. Dadurch werden Zielstrebigkeit und Tatendrang, aber auch Einfühlungsvermögen und Gemeinschaftssinn angeregt.

Farblich besitzt er als Kristall eine Spannweite von Goldgelb und Grüngelb bis zu Rotbraun und Braun. Diese Farben fördern Körperempfinden und Kraft (Braun), sind aufmunternd und harmonisierend (Gelbgrün). Chrysoberyll sendet den heißesten kosmischen Strahl aus: das Infrarot.

Die Chrysoberyll-Essenz wird gemeinsam mit der Rubin-Essenz eingenommen und intensiviert deren Wirkung. Für den Einfluss der Chrysoberyll-Essenz bei überaktivem oder unteraktivem Chakra gelten daher die gleichen Angaben wie bei Rubin. Sie ist zudem Bestandteil verschiedener Mischungen, die bei bestimmten Beschwerden eingesetzt werden (siehe im Kapitel „Die Edelstein-Essenzen als alchemistische Hausapotheke“).

Fuß-Chakras
Infrarot
Ketu

Wirkungen

Spirituell und enrgetisch: Die Chrysoberyll-Essenz verbindet das menschliche Energiesystem mit der Kraft des Erdelements. Sie verstärkt die energetische Verbindung zwischen Körper, Geist und Seele über eine Aktivierung der Fuß-Neben-Chakras. Diese sind die Energiezentren für die Aufnahme der Erdenergie und stellen einen Ausgleich her zwischen den von oben herabkommenden nördlichen „Vater-Kräften“ und den von unten einströmenden südlichen „Mutter-Kräften“. Durch Verschmelzung dieser Energien entstehen ein tiefer Seelenfrieden und das Gefühl, Teil eines größeren Ganzen zu sein. Das Ego transzendiert sich durch den Kontakt mit seinen kollektiven Ursprüngen, seinen archetypischen Leitbildern, Mythen und Göttern.

So wirkt die Chrysoberyll-Essenz einerseits erdend, andererseits entgrenzend. Die Ich-Grenzen werden aufgelöst, um die kollektiven Grundlagen von Spiritualität zu erforschen.

Geistig und seelisch: Mit der Chrysoberyll-Essenz betreten Geist und Seele das Reich des Archetypischen. Die kollektiven Prägungen und Ordnungen können besser wahrgenommen werden, wodurch tiefgehendes Lernen auf seelischer und emotionaler Ebene möglich wird. Phantasten bringt diese Essenz auf den Boden der Tatsachen zurück. Auch bei zu großem Energieandrang vermittelt sie wieder die nötige „Bodenhaftung“.

Körperlich: Das heiße kosmische Licht des infraroten Farbstrahls wird oft als energetische Begleittherapie bei chronischen und schwersten Erkrankungen wie Krebs eingesetzt. Die Chrysoberyll-Essenz löst Energie-Blockaden und -Knoten, insbesondere solche,

Fuß-Chakra
Infrarot
Ketu

die mit unbewussten emotionalen Traumata und gesellschaftlich aufgezwängten Verhaltensmustern in Zusammenhang stehen. Sie hilft bei Immunschwäche, Akne, Neurodermitis, Krupp-Erkrankungen, nervösen Störungen und Knochenmarks-Krankheiten. Insbesondere unterstützt sie die Rubin-Essenz in ihrer Wirkung.

Die Edelstein-Essenzen in der praktischen Anwendung

Die Edelstein-Essenzen sind einfach in der Anwendung und können daher von jedem auf vielfältige Weise zur Aktivierung, Harmonisierung und Heilung, Persönlichkeits- und Bewusstseinsentwicklung eingesetzt werden.

- Sie werden entweder äußerlich – etwa im Bereich der Chakras – aufgetragen oder eingenommen (bei Kindern und Menschen mit Alkoholproblemen sollten die Essenzen in warmes Wasser oder Tee gegeben werden, damit der Alkohol verfliegt).
- Sie wirken als Einzel-Essenz oder in Form verschiedener Mischungen, die selbst hergestellt werden. Welche die individuell richtige ist, kann anhand von Tabellen mit Symptomen und Indikationen (bei Erkrankungen, die von einem Therapeuten bereits diagnostiziert wurden) bestimmt werden.
- Die Edelstein-Essenzen können einerseits in täglich wechselnder Folge als „Wochenkur" zur allgemeinen energetischen Harmonisierung und Aktivierung, als vorbeugende energetische Hilfe und bei längerer Anwendung auch zur Persönlichkeits- und Bewusstseinsentwicklung eingesetzt werden. Andererseits eignen sie sich für den gezielten Einsatz bei ganz bestimmten akuten oder chronischen Leiden und Energie-Blockaden als neuartige alchemistische Hausapotheke.
- Und schließlich gibt es noch eine Vielzahl weiterer Anwendungsgebiete etwa im Bereich der Kosmetik und Körperpflege, wo man mit Hilfe der Edelstein-Essenzen eine (möglichst chemiefrei) Creme oder ein Shampoo energetisch aufwerten und „beleben" kann. So wird deren natürliche Wirkkraft erheblich verbessert.

Edelstein-Heilkunde: „Alle Hochkulturen unserer Welt bemühten und bemühen sich darum, die heilenden Kräfte der Edelsteine nutzbar zu machen – in den Hochkulturen Asiens ebenso wie in der europäischen Antike und im alten Ägypten."

Ayurveda-Arzt Prof. Dr. med. Manfred Junius

Wochenkur mit den Planetenkräften

Setzen Sie die Edelstein-Essenzen im täglichen Wechsel ein und bringen Sie sich dadurch wieder in Einklang mit den kosmo-

Wochenkur wird die täglich wechselnde Einnahme verschiedener Edelstein-Essenzen genannt, wodurch das Energieniveau schrittweise immer weiter erhöht und der Organismus harmonisiert wird.

zyklischen Rhythmen, dem Lauf der Planeten! Viele esoterische und religiöse Traditionen ordnen den einzelnen Wochentagen und bestimmten Energiezentren (Chakras) des Körpers oder den Organen jeweils einen bestimmten Planeten zu, unter dessen Krafteinfluss diese stehen. Diese Planetenkräfte können Sie für die eigene Harmonisierung und Vitalisierung nutzen, indem Sie die Edelstein-Essenzen täglich wechselnd anwenden:

Beginnen Sie am Sonntag mit der Rubin-Essenz, dem ayurvedischen „Sonnen-Stein". Am Montag folgt die dem Mond zugeordnete Perlen-Essenz des Orange-Farbstrahls usw.

Tag	Edelstein-Essenz	Planet	Farbe	Chakra
Sonntag	Rubin	Sonne	Rot	Wurzel-Chakra
Montag	Perle	Mond	Orange	Milz/Sex.-Chakra
Dienstag	Goldtopas	Mars	Gelb	Solarplexus-Chakra
Mittwoch	Smaragd	Merkur	Grün	Herz-Chakra
Donnerstag	Saphir	Jupiter	Blau	Hals-Chakra
Freitag	Diamant	Venus	Indigo	Stirn-Chakra
Samstag	Amethyst	Saturn	Violett	Kronen-Chakra

In jeder zweiten Woche verwenden Sie gemeinsam mit der Rubin-Essenz am Sonntag die Infrarot-Essenz des Chrysoberyll (aktiviert die Fuß-Chakras) und mit der Amethyst-Essenz am Samstag die ultravioletten Zirkon-Tropfen (8. Chakra).

Energetisierung: Durch diese Einnahmefolge aktivieren Sie zugleich Schritt für Schritt Ihr Energiesystem mit immer höheren, feineren Energien: beginnend vom Basis-Chakra am Sonntag bis zum Kronen-Chakra am Samstag, und angefangen mit den langwelligen roten Schwingungen bis zu den hochschwingenden violetten Energien. Ergänzt werden diese durch die infraroten Strahlen des Chrysoberyll und die ultravioletten Schwingungen des Zirkon, die zusätzlich als Verstärker am Sonntag (Chrysoberyll) und am Samstag (Zirkon) verwendet werden können.

Bei regelmäßiger Anwendung können Sie so Ihr gesamtes Chakra-System auf ein höheres Energieniveau heben. Energieschwache Chakras müssen sich dadurch nicht mehr Energie von den Nachbar-Chakras „leihen", und das gesamte Energiesystem - Körper, Geist und Seele - wird gestärkt. Vitalität, Tatendrang und Sensitivität nehmen gleichermaßen zu. Eine solche Aktivierung des Chakra-Systems ist zudem die ideale Vorbereitung und Begleitung bei Fastenkuren, längeren Therapien von Körper, Geist und Seele und bei regelmäßiger Körper- und Energiearbeit wie Yoga, Tai Chi und Meditation. Auch Seminare zur Persönlichkeitsentwicklung oder zum Erlernen spiritueller Techniken wie Energieheilung, Handauflegen und Channeling können dank der energetischen Unterstützung durch die „alchemistische Wochenkur" erfolgreicher absolviert werden.

Harmonisierung und Heilung: Zugleich können bei regelmäßiger Anwendung der „Wochenkur" auch eventuelle Blockaden und chronische Erkrankungen nach und nach aufgelöst werden. Der Vorteil dieser energetischen Behandlungsmethode ist, dass dabei die krankmachende Disharmonie schrittweise in allen sieben Körperebenen harmonisiert wird. Nach den Lehren des Ayurveda senkt sich nämlich eine energetische Störung über Nervensystem, Lymphe und Drüsen bis ins Blut und schließlich in die Knochen, also in immer dichtere Ebenen des Organismus. Will man aber eine Krankheit auflösen, muss sie auf umgekehrtem Wege nach und nach aus allen Ebenen vertrieben werden. Genau das bewirkt langfristig auch die Wochenkur: Beginnend mit den dichten Schwingungen der Sonne, die das Knochensystem reinigen, bis hin zu den höchsten Schwingungen des Saturn, die das Nervensystem harmonisieren.

Zur Lösung von Blockaden wiederholen Sie die Wochenkur mindestens vier Mal bzw. einen Mondzyklus lang. Verwenden Sie in jeder zweiten Woche dabei gemeinsam mit der Rubin-Essenz am Sonntag die Infrarot-Essenz des Chrysoberyll und mit der Amethyst-Essenz am Samstag die ultravioletten Zirkon-Tropfen. Sind die Disharmonien bereits stärker ins Organische vorgedrungen, sind also die Symptome bereits stärker ausgeprägt, muss die Anwendung der Wochenkur länger fortgesetzt werden.

Lichtkörper-Prozess: Die Anwendung der Edelstein-Essenzen bei der Wochenkur entspricht zudem der Planetenreihe der höchsten der drei alchemistischen Wandlungsphasen, dem Rubedo. Durch die Wochenkur richten Sie daher Ihr Energiesystem auch auf die bestmögliche Harmonie mit den am höchsten schwingenden Anteilen der Planetenwellen aus.

Wird die Energetisierung lange genug fortgesetzt, schaltet der Organismus auf ein „neues energetisches Betriebssystem" um: Der Lichtkörper-Prozess, der Weg zum höchsten Schwingungszustand der Chakras und des gesamten Menschen, beginnt. Die Persönlichkeitsentwicklung wird gefördert. Und der gesamte Organismus wird beim Weg durch die alchemistischen Wandlungsphasen Nigredo und Albedo zum Rubedo unterstützt.

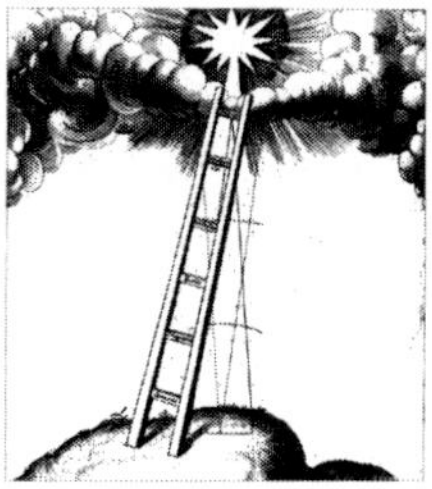

Durch die langfristige Anwendung der Wochenkur fällt es leichter, die Stufenleiter der Erkenntnis und Bewusstseinsentwicklung zu erklimmen. Sie reicht nach Robert Fludds Darstellung von der Entwicklung des Gefühls als unterster Sprosse über die Ausbildung höherer Formen von Vorstellung, Verstand, Intellekt, Intelligenz bis zur direkten Wahrnehmung des Göttlichen.

Sich selbst dabei kennen lernen: Begleitend zur Wochenkur mit Planetenkräften können Sie sich auch selbst besser kennen lernen, indem Sie die Einflüsse der Planeten auf sich beobachten:

Überdenken Sie am Abend kurz den Tag und fragen Sie sich: Wie habe ich unter der heutigen Tagesenergie auf alltägliche Situationen reagiert? War ich emotionaler, nachdenklicher, kreativer, spontaner als sonst?

Auf diese Weise können Sie schon im Laufe von ein bis zwei Monaten viel über sich und das Wirken der Energiequalitäten in Ihnen lernen.

Anwendungsmengen bei der Wochenkur:

- *Äußerliche Anwendung:* Geben Sie 3–5 Tropfen (der üblichen Anwendungsverdünnung) in die Hand und verreiben Sie diese im Bereich des jeweiligen „Tages-Chakras". Halten Sie einige Sekunden lang das Essenzen-Fläschchen in der Hand und machen Sie sich kurz bewusst, dass der Tag von dieser Farbenergie und dem zugeordneten Planeten geprägt wird. Wiederholen Sie das Einreiben morgens und abends.
- *Einnahme:* Nehmen Sie drei Mal täglich 3 Tropfen der jeweiligen Tages-Essenz ein. Lassen Sie die Tropfen etwas auf der Zunge zergehen, bevor Sie sie schlucken, oder geben Sie die Menge in ein halbes Glas Wasser und trinken dieses langsam schluckweise aus.

Die Edelstein-Essenzen als alchemistische Hausapotheke

Nutzen Sie die tief greifende harmonisierende und aktivierende Kraft der Edelstein-Essenzen als energetische Gesundheitshilfe bei körperlichen Problemen, Krankheiten und energetischen Blockaden, zur Unterstützung verordneter Therapien und als energetisch-feinstoffliche Selbsthilfe - kurz: als neuartige „alchemistische Hausapotheke".

Die Mittel können einzeln oder in speziell kombinierten Mischungen eingesetzt werden. Nach ayurvedischer Lehre sollten bei bestimmten Disharmonien und Erkrankungen mehrere Essenzen gleichzeitig eingesetzt werden, weil einige Chakras eng zusammenarbeiten, wie etwa die Kopf-Chakras und das Herz-Chakra. Daher werden bei einer Disharmonie des einen am besten auch die anderen mitbehandelt.

Krankheitsursache ist meist eine Störung der Planetenkräfte im Menschen – bekannt als Energie-Blockade oder Energiemangel. Sind drei der neun Gestirns-Schwingungen gestört, hat das laut Ayurveda ernste Leiden zur Folge.

Außerdem zeigt sich eine Störung erst dann als körperliche Erkrankung, wenn mindestens drei Planeten-Farbstrahlen gestört sind. So erklärt Edelsteinarzt Bhattacharyya: „Der menschliche Körper ist so angelegt, dass sich noch keine Krankheit manifestiert, ist nur einer der Strahlen in Unordnung geraten. Auch wenn zwei gestört sind, zeigt sich noch keine erkennbare körperliche Erkrankung. Aber wenn drei oder vier Strahlen gestört werden und diese Störung über längere Zeit anhält, überfallen - zum Teil schon ernste - Krankheiten den Körper. Sind aber sieben Farben betroffen, zeigen sich gefährliche Erkrankungen wie Tuberkulose, Diabetes, Leukämie und Krebs." Wenn die kosmischen Strahlen, aus denen der Organismus gebildet wird, derart aus dem Gleichgewicht geraten sind, kann das sogar zur Auflösung der Planeten-Resonanzen und damit zum Tod führen. Der Hauptgrund für diese Krankheiten aber ist der Mangel an kosmischem Farblicht. Dieses Bedürfnis nach kosmischer Farbe kann mit Hilfe der Edelstein-Essenzen gestillt werden, so Bhattacharyya.

Dritter Grund für die Anwendung von Mischungen ist: Energetische Störungen, die über einen längeren Zeitraum andauern, ziehen weitere Blockaden und Stauungen oder eine Überversorgung einzelner Bereiche nach sich. Derartige energetische und gesundheitliche Mehrfach-Störungen können mit einer einzelnen Essenz nur sehr schwer und nach längerer Einnahmezeit harmonisiert werden. In diesen Fällen ist eine Kombination mehrerer Mittel sinnvoll: Zum Beispiel werden die Essenzen mehrerer kalter

Farbstrahlen (Indigo, Grün, Orange) oder mehrerer heißer Farbstrahlen (Rot, Gelb) miteinander gemischt. Bei chronischen Erkrankungen oder zur generellen Chakra-Aktivierung werden sogar alle sieben Regenbogen-Strahlen oder gar alle neun kosmischen Farbstrahlen gemeinsam verwendet. Tiefgreifende Erfolge können auch erzielt werden, indem man zwischen zwei unterschiedlichen kühlenden Mischungen (oder zwei wärmenden Mischungen) wechselt. Bewährte Essenz-Mischungen und ihre Anwendungen sind:

Farbstrahlen und Edelstein-Essenzen	Anwendung bei folgenden Krankheiten
1. VIBGYOR* und VIBGYOR / IR, UV „Neun Edelsteine"	Als „Notfalltropfen". Das alchemistische Edelstein-Rescue bringt energetische Soforthilfe bei allen schockartigen Energie-Staus und -Blockaden, die durch körperliche, emotionale, seelische und geistige Notlagen entstehen können. Die „Neun Edelsteine"-Mischung wird außerdem als Begleitmittel bei allen chronischen Erkrankungen eingesetzt.
2. IBGO Diamant, Saphir, Smaragd und Perle	Besonders gut geeignet als energetische Unterstützung bei Fieber, Entzündungen, Erbrechen, Infektionen, Gelb-sucht und akuter Lebervergrößerung.
3. VIBG Amethyst, Diamant, Saphir und Smaragd	Bei Epilepsie, Ekzemen; bei Gebärmutter-Blutungen bringt die VIBG-Kombination im Wechsel mit der Orange-Essenz der Perle schnelle Hilfe.
4. OGIV Perle, Smaragd, Diamant, Amethyst	Hilfreich bei Diabetes, Erkrankungen der Harnwege und bei hohem Blutdruck.
5. RYB / IR Rubin, Goldtopas, Saphir / Chrysoberyll	Sehr nützlich bei Warzen, Schlaflosigkeit, Gelenkentzündungen (Arthritis), Degeneration der Wirbel und Bandscheiben, chronischer Mandelentzündung, Anämie, Lähmungen und Knochenkrankheiten.
6. GR / IR Smaragd, Rubin / Chrysoberyll	Sehr nützlich bei Übersäuerung und allen Arten von Magen-Darm-Störungen.

7. GV / IR Smaragd, Amethyst / Chrysoberyll	Nützlich bei hohem Blutdruck.
8. BY Saphir, Goldtopas	Sehr gut als energetische Hilfe bei Drüsen- und Kreislauf-Störungen, geistig-seelischen Problemen, Gehirnerkrankungen, nervösen Zuckungen, chronischer Mandelentzündung und chronischer Gelbsucht.
9. RV / IR Rubin, Amethyst / Chrysoberyll	Sehr nützlich bei Gelenkentzündungen (Arthritis), Asthma, Rheuma, Nasennebenhöhlen-Beschwerden (Sinusitis), Taubheit, Herzinfarkt-Schäden, Entzündungen der Herz-Innenhaut und dadurch bedingten Herzklappen-Störungen, Lähmungen, Knochenkrankheiten, Mittelohr-Entzündung und Kinderlähmung.
10. OV / IR Perle, Amethyst / Chrysoberyll	Sehr nützlich bei Regel-Beschwerden, sowohl bei Regel-Schmerzen als auch bei seelischen Problemen in dieser Zeit.

Spezielle Mischungen von Edelstein-Essenzen können die Wirkung der einzelnen Essenzen sogar noch erhöhen. Durch einen kleinen, selbst hergestellten Vorrat an Mischungen erhalten Sie eine komplette alchemistische Hausapotheke.

(Indikationen nach Dr. Bhattacharyya)
**Die Farbstrahlen der Essenzen sind nach ihren Anfangsbuchstaben abgekürzt: V=Violett, I=Indigo, B=Blau, G=Grün, Y=Gelb, O=Orange, R=Rot sowie IR=Infrarot, UV=Ultraviolett. Hinter der Mischung VIBGYOR verbirgt sich also eine siebenfarbige Regenbogen-Essenz.*

Nach den langjährigen Erfahrungen des bekannten indischen „Edelsteinarztes“ Dr. Benoytosh Bhattaracharyya (Naihati/West-Bengalen), seiner Söhne und mit diesen zusammenarbeitender Ärzte und Therapeuten wie Dr. J.H. Thacker, Bombay, können die Edelstein-Essenzen bei körperlichen Problemen, Krankheiten und energetischen Blockaden, zur Unterstützung verordneter Therapien und als energetisch-feinstoffliche Selbsthilfe genutzt werden. Sie gleichen einseitige Energiedefizite aus, die als eigentliche Ursache vieler körperlicher Erkrankungen gelten. Dennoch ersetzt ihre Einnahme natürlich nicht die Konsultation eines Arztes oder Heilpraktikers. Am besten wählen Sie einen Behandler, der für alternative Heilmethoden aufgeschlossen ist und mit dem Sie die ergänzende Therapie mit Hilfe der Edelstein-Essenzen besprechen können. Die im Folgenden aufgelisteten Anwendungen haben sich in der naturheilkundlichen Praxis bewährt. Dabei sollte als

Notfalltropfen aus Edelstein-Essenzen, die Rescue-Mischung, sind als energetische Soforthilfe vielfältig einsetzbar, aber auch bei allen chronischen Leiden als Verstärker der jeweiligen Einzel-Essenz und der speziellen Mischung.

erstes Mittel die dem Symptom zugeordnete Einzel-Essenz gewählt werden. Sie kann meist gemeinsam mit der unter „2. Mischung" angegebenen „Neun Edelsteine"-Mischung (entspricht dem Edelstein-Rescue, der Notfalltropfen-Mischung) eingenommen werden - insbesondere dann, wenn die Krankheit bereits chronisch ist. Alternativ dazu kann die angegebene 1. Mischung verwendet werden. Sollte durch Einnahme von Einzel-Essenz und 2. Mischung kein Erfolg eintreten, verwendet man stattdessen die 1. Mischung.

Individuelle Abweichungen können sich aus der Konstitution des einzelnen Menschen ergeben. Im Ayurveda unterscheidet man die drei Grundkonstitutionen Kapha (wässrig/kühl), Vata (neutral) und Pitta (feurig/heiß). Die „hitzigen" Pitta-Typen und die „kühlen" Kapha-Menschen sollten generell die angegebenen Edelstein-Mischungen verwenden. Hier sind die wärmenden (rötlichen) bzw. kühlenden (bläulichen) Planeten-Farbstrahlen mit mindestens einer komplementären Farbe gemischt, wodurch das Temperament nicht zu stark angefacht wird. Beispielsweise haben Pitta-Typen - das sind jene Menschen, die ständig ungeduldig sind, leicht aufbrausen und jähzornig sind - bei Grippe-Erkrankungen meist ein starkes Fieber, durch das sie die Krankheit ausschwitzen. Hier wäre es verkehrt, noch eine Wärme erzeugende Edelstein-Essenzen wie Rubin einzunehmen. Hingegen brauchen die kühlen Kapha-Typen - das sind die besonders ruhigen und zurückhaltenden Menschen - dringend etwas feurige Unterstützung, um überhaupt in ein Heilfieber zu kommen. Beiden aber kann die angegebene Mischung „IBGO" aus Diamant, Saphir, Smaragd und Perle helfen - also aus den mild kühlenden Essenzen des Saphir und Diamanten, der neutralen Smaragd-Essenz und der mild wärmenden Perle.

Hinweise auf derartige Unterschiede in der Konstitution geben auch astrologische Zuordnungen: So sollten Menschen, die in einem der Feuer-Sternzeichen Widder, Löwe oder Schütze geboren sind oder eines dieser Zeichen als Aszendent besitzen, ebenfalls die Verwendung heißer Edelstein-Essenzen wie Rubin und Chrysoberyll als Einzelmittel vermeiden. Die in den Wasser-Zeichen Fische, Krebs und Skorpion Geborenen und jene, die diese Zeichen als Aszendenten haben, sollten wiederum die stark kühlende Amethyst- und Zirkon-Essenz als Einzelmittel meiden. Auch für sie sind eher die Mischungen angezeigt.

Symptom / Erkrankung	Einzel-Essenz	1. Mischung	2. Mischung
Änderung im Leben	Perle	OGIV*	Neun Edelsteine
Ärger	Perle	IBGO	
Alopezie (akuter Haarausfall)	Amethyst	VIBG	Neun Edelsteine
Alpträume	Perle	OGIV	
Anämie (Blutarmut)	Rubin	RYB/IR	Neun Edelsteine
Analfistel	Diamant	VIBG	Neun Edelsteine
Analfissur	Diamant	VIBG	
Aphten (Mundausschlag)	Smaragd	GR/IR	
Arthritis (Gelenkentzündungen)	Rubin	RV/IR	Neun Edelsteine
Asthma	Perle	IBGO	Neun Edelsteine
Aufstoßen	Smaragd	IBGO	
Ausbleiben der Regelblutung	Rubin	RV/IR	Neun Edelsteine
Bauchspeicheldrüse-Beschwerden	Saphir	BY	Neun Edelsteine
Bindehaut-Entzündung	Perle	OR	
Blähungen	Smaragd	IBGO	Neun Edelsteine
Blutdruck, hoher	Perle	OGI	Neun Edelsteine
Blutdruck, niedriger	Rubin	RV/IR	Neun Edelsteine
Bronchitis, akute	Perle	IBGO	
Bronchitis, chronische	Perle	IBGO	Neun Edelsteine
Darm-Entzündungen	Smaragd	OBIV	Neun Edelsteine
Darmverstopfung	Smaragd	GR/IR	Neun Edelsteine
Debilität	Rubin	RV/IR	Neun Edelsteine
Dengue (7-Tage-Fieber)	Smaragd	IBGO	
Diabetes mellitus (Zuckerkrankheit)	Diamant	OGI	Neun Edelsteine
Diarrhoe (Durchfall)	Smaragd	IBGO	
Dickdarm-Entzündung	Smaragd	OGIV	
Drüsen, geschwollene	Saphir	VIBG	
Duodenitis (Entzündung des Zwölffingerdarms)	Smaragd	OBIV	Neun Edelsteine
Dysmenorrhoe (Regelschmerzen)	Amethyst	VIBG	Neun Edelsteine
Dyspepsie (Ernährungsstörungen von Säuglingen)	Smaragd	IBGO	
Ekzeme	Diamant	IBGO	Neun Edelsteine
Endokarditis (Entzündungen der Herzinnenhaut und Herzklappen-Fehler)	Rubin	RV/IR	Neun Edelsteine
Entzündungen	Amethyst	VIBG	
Epilepsie	Diamant	IBGO	Neun Edelsteine
Erbrechen	Smaragd	IBGO	
Fettsucht	Saphir	BY	Neun Edelsteine
Fieber, geringes, mit Husten und viel Schleim	Rubin	IBGO	Neun Edelsteine

Die Auswahl einer Essenz erfolgt nach dem jeweiligen Symptom. Verwenden Sie entweder
- nur die Einzel-Essenz,
- die Einzel-Essenz zusammen mit 2. Mischung
- nur die 1. Mischung.

Fieber, steigendes	Perle	IBGO	
Fieber, zurückgehendes	Perle	IBGO	Neun Edelsteine
Flatulenz (Blähungen)	Smaragd	IBGO	Neun Edelsteine
Furcht	Perle	IBGO	
Gallenbeschwerden	Smaragd	IBGO	Neun Edelsteine
Gallenfieber	Smaragd	IBGO	
Gallenkolik	Goldtopas	YV	
Gallensteine	Goldtopas	RYB/IR	Neun Edelsteine
Gastritis, chronische (Magenschleimhaut-Entzündung)	Smaragd	IBGO	Neun Edelsteine
Gastrisches Fieber	Smaragd	IBGO	
Gedärme, eingeklemmte	Smaragd	GR/IR	Neun Edelsteine
Gedärme, verstopfte	Smaragd	GR/IR	Neun Edelsteine
Geisteskrankheit	Perle	IBGO	Neun Edelsteine
Gelbsucht	Smaragd	IBGO	Neun Edelsteine
Gicht	Rubin	RYB/IR	Neun Edelsteine
Grippe	Perle	IBGO	
Haarausfall, akuter		VIBG	
Haematemesis (Bluterbrechen)	Perle	IBGO	Neun Edelsteine
Haematurie (Blut im Urin)	Perle	IBGO	Neun Edelsteine
Haemoptysis (Bluthusten)	Perle	IBGO	Neun Edelsteine
Haemorrhagie (Blutungen)	Perle	IBGO	Neun Edelsteine
Hämorrhoiden	Goldtopas	BY	Neun Edelsteine
Halsbräune	Saphir	IBGO	
Hemiplegie (einseitige Lähmung)	Rubin	RYB/IR	Neun Edelsteine
Hepatitis (Leber-Entzündung)	Goldtopas	VIBGO	Neun Edelsteine
Herzbeschwerden	Rubin	RV/IR	Neun Edelsteine
Herzbrennen	Smaragd	IBGO	
Hexenschuss	Amethyst	VIBGO	Neun Edelsteine
Hirnschäden	Amethyst	RV/IR	Neun Edelsteine
Hoden-Entzündung	Amethyst	VIBGO	
Husten	Saphir	IBGO	
Hysterie	Perle	IBGO	Neun Edelsteine
Indigestion (Verdauungsstörungen)	Smaragd	IBGO	
Infantilismus	Rubin	RYB/IR	Neun Edelsteine
Influenza (Grippe)	Perle	IBGO	
Ischias	Amethyst	RV/IR	Neun Edelsteine
Kehlkopf-Entzündung	Amethyst	VIBG	
Keuchhusten	Saphir	IBGO	Neun Edelsteine
Kolitis (Dickdarm-Entzündung)	Smaragd	OGIV	
Konjunktivitis (Bindehaut-Entzündung)	Perle	OR	
Konvulsionen (Schüttelkrämpfe)	Diamant	IBGO	Neun Edelsteine
Kopfschmerzen	Amethyst	VIBG	

Kropf	Saphir	IBGO	Neun Edelsteine
Krupp	Saphir	IBGO	
Lähmung, einseitige	Rubin	RYB/IR	Neun Edelsteine
Laryngitis (Kehlkopf-Entzündung)	Amethyst	VIBG	
Leberbeschwerden	Goldtopas	VIBGO	Neun Edelsteine
Leukodermie	Diamant	VIBG	Neun Edelsteine
Leukorrhoe (Weißfluss)	Diamant	IBGO	Neun Edelsteine
Lumbago (Hexenschuss)	Amethyst	VIBGO	Neun Edelsteine
Lungen-Entzündung	Perle	IBGO	Neun Edelsteine
Magenbeschwerden	Smaragd	VIBG	
Magenschleimhaut-Entzündung	Smaragd	IBGO	Neun Edelsteine
Magen-Übersäuerung	Smaragd	IBGO	Neun Edelsteine
Malaria	Perle	IBGO	
Manie	Perle	VIBGO	Neun Edelsteine
Masern	Perle	VIBGO	
Melancholie	Perle	VIBGO	Neun Edelsteine
Meningitis (Hirnhautentzündung)	Perle	IBGO	Neun Edelsteine
Menopause	Diamant	VIBGO	Neun Edelsteine
Menorrhagie (verlängerte Menstruation)	Perle	VIBGO	
Milchfieber	Perle	IBGO	
Mittelohr-Entzündung	Amethyst	VIBGO	
Mumps	Saphir	IBGO	
Nasenbluten	Perle	IBGO	
Nephritis (Nieren-Entzündung)	Diamant	VIBGO	Neun Edelsteine
Neuralgie (Nervenschmerzen)	Amethyst	VIBGO	
Nierensteine	Perle	IBGO	Neun Edelsteine
Niesen	Perle	IBGO	
Ödeme	Perle	OGI	
Ohrenschmerzen	Amethyst	VIBG	
Orchitis (Hoden-Entzündung)	Amethyst	VIBGO	
Otitis Media (Mittelohr-Entzündung)	Amethyst	VIBGO	
Otorrhoe (Ohrenfluss)	Amethyst	VIBGO	
Pankreasbeschwerden (Erkrankung der Bauspeicheldrüse)	Saphir	BY	Neun Edelsteine
Paralyse (Lähmung)	Rubin RYB/IR		Neun Edelsteine
Pericarditis (Panzerherz)	Amethyst	RV/IR	Neun Edelsteine
Pertussis (Keuchhusten)	Saphir	IBGO	
Pharyngitis (Rachen-Entzündung)	Amethyst	VIBGO	
Pneumonie (Lungen-Entzündung)	Perle	IBGO	Neun Edelsteine

Pocken	Perle	VIBGO	
Poliomyelitis (Kinderlähmung)	Rubin	RYB/IR	Neun Edelsteine
Polypen	Saphir	BY	Neun Edelsteine
Prurigo (bakterielles Hautjucken)	Amethyst	VIBGO	
Psoriasis (Schuppenflechte)	Diamant	VIBGO	Neun Edelsteine
Rachitis	Rubin	RYB/IR	Neun Edelsteine
Regel-Schmerzen	Amethyst	VIBG	Neun Edelsteine
Rheumatismus	Rubin	RV/IR	Neun Edelsteine
Rhinitis (Schnupfen)	Perle	IBGO	
Rückenschmerzen	Amethyst	RV/IR	
Rückfallfieber	Perle	IBGO	Neun Edelsteine
Ruhr	Smaragd	IBGO	
Scharlachfieber	Perle	IBGO	
Scherpilzflechte	Diamant	VIBGO	Neun Edelsteine
Schlaflosigkeit	Perle	IBGO	Neun Edelsteine
Schnupfen	Perle	IBGO	
Schuppen	Amethyst	VIBG	Neun Edelsteine
Schuppenflechte	Diamant	VIBGO	Neun Edelsteine
Schwindelanfälle	Amethyst	VIBGO	
Schwindsucht	Perle	IBGO	
Sepsis (Blutvergiftung)	Perle	IBGO	
Spermatorrhoe	Diamant	VIBGO	
Sterilität	Diamant	VIBGO	Neun Edelsteine
Stomatitis (Mundschleim-haut-Entzündung)	Smaragd	IBGO	
Synkope (Ohnmachtsanfälle)	Rubin	RYB/IR	Neun Edelsteine
Taubheit	Rubin	RYB/IR	Neun Edelsteine
Tonsillitis (Mandelentzündung)	Saphir	VIBGO	
Übermüdung	Perle	IBGO	Neun Edelsteine
Übersäuerung	Perle	IBGO	
Verdauungsstörungen	Smaragd	IBGO	
Vertigo (Schwindelanfälle)	Amethyst	VIBGO	
Wahn	Perle	VIBGO	Neun Edelsteine
Warzen	Goldtopas	BY	
Windpocken	Perle	IBGO	Neun Edelsteine

(Indikationen nach Dr. Bhattacharyya)
** Die Essenzen sind nach den Anfangsbuchstaben der Farbstrahlen abgekürzt: V=Violett, I=Indigo, B=Blau, G=Grün, Y=Yellow=Gelb, O=Orange, R=Rot sowie IR=Infrarot, UV=Ultraviolett. Entsprechend sind: V=Amethyst, I=Diamant, B=Saphir, G=Smaragd, Y=Goldtopas, O=Perle, R=Rubin, UV=Zirkon und IR=Chrysoberyll*

Anwendungsmengen: Die Wirkung der Edelstein-Essenzen können Sie durch die Höhe der Einnahmemenge steuern:

- Größere Dosen wirken eher auf den Körper,
- kleinere Mengen auf Geist und Seele des Menschen.

Die für die Wochenkur angegebene Menge liegt im Grenzbereich zwischen geistiger und seelischer Wirkung.

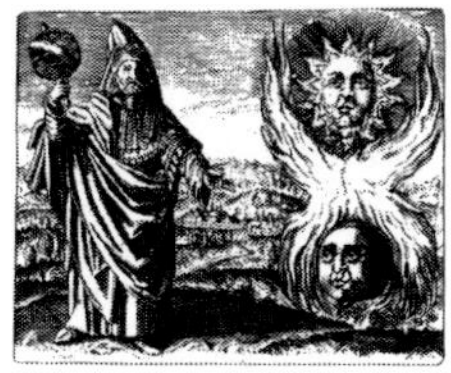

Hermes Trismegistos als Lenker der drei alchemistischen Prinzipien Sal (Körper, Mond), Sulfur (Seele, Sonne) und Mercurius (Geist, Feuer zwischen beiden).

Wirkungsebene	Menge	Anwendung
Körperlich	13 bis 21 Tropfen täglich	3 x täglich 4–7 Tropfen
Seelisch	7 bis 12 Tropfen täglich	3 x täglich 2–4 Tropfen
Geistig	bis zu 6 Tropfen täglich	3 x täglich ca. 2 Tropfen
Transformierende Wirkung als „Wochenkur"	3 bis 9 Tropfen täglich	3 x täglich 1–3 Tropfen

Diese Mengen können bei der Anwendung aller Einzel-Essenzen und der meisten Mischungen verwendet werden. Die beiden Ausnahmen von dieser Regel:

- Von der Mischung „VIBGYOR" (aus den sieben Edelstein-Essenzen der Regenbogen-Zuordnung) werden maximal 9 Tropfen täglich genommen wie bei der Anwendungsmenge als Wochenkur.
- Von der Notfallmischung, dem alchemistischen Edelstein-Rescue (aus allen neun Edelstein-Essenzen) werden in der Verwendung bei chronischen Leiden ebenfalls maximal 9 Tropfen täglich verwendet. Nur bei wirklichen akuten Notfällen sollte die tägliche Menge gesteigert werden - stündlich bis zu 7 Tropfen sind dann möglich.

Die Anwendung kann solange fortgesetzt werden, bis eventuelle Krankheitssymptome verschwunden oder das jeweilige Ziel der emotionalen und seelischen Harmonisierung oder Persönlichkeits- und Bewusstseinsentwicklung erreicht ist. Die angegebenen Mengen gelten für eine beliebig lange Einnahmezeit oder äußerliche Anwendung.

Erstverschlimmerung wird in der Naturheilkunde der Effekt genannt, dass chronische Leiden wieder in eine akute „schlimmere“ Phase eintreten – aber damit auch in einen Zustand, bei dem der Organismus das Leiden wieder aktiv bekämpft. Die Edelstein-Essenzen helfen ihm, die Erkrankung wirklich auszukurieren.

Wenn Sie sich unschlüssig sind, welche Dosierung einer Einzel-Essenz Sie wählen sollen - also ob die körperliche, seelische oder geistige Ebene zuerst behandelt werden soll -, dann verwenden Sie zuerst 3 x täglich 3 Tropfen. Diese „Einstiegsmenge“ zielt auf einen positiven Einfluss im Grenzbereich zwischen Geist und Seele des Menschen. Auch körperliche Leiden sind nämlich nach den ganzheitlichen Vorstellung von Alchemie, Ayurveda und heutiger Naturheilkunde meist mit einer energetischen, einer emotionalen oder einer geistigen Blockade verbunden - mitunter auch mit mehreren dieser Disharmonien gleichzeitig. Sehr häufig liegt sogar die eigentliche Ursache einer körperlichen Erkrankung in diesen Bereichen verborgen. Wird die Disharmonie in Geist und Seele behoben, verschwindet als positiver „Nebeneffekt“ auch das körperliche Leiden.

Im Laufe der Anwendung können bei den geringen Dosierungen für Wirkungen auf Seele und Geist sowie bei der Anwendungsmenge der transformierenden „Wochenkur mit den Planetenkräften“ unter Umständen Nebeneffekte der Heilung spürbar werden: Unbewusstes und verdrängte emotionale Probleme - z.B. Traumata, Schocks, Ängste und belastende Kindheitserlebnisse - können ins Bewusstsein steigen oder körperliche Symptome wie Hitzeschübe, Überaktivität oder zu große mittägliche Müdigkeit auftreten. Belasten Sie diese zu stark und können Sie das bisher Unbewusste und Verdrängte nicht so schnell verarbeiten, dann erhöhen Sie die Einnahmemenge auf die Körper-Dosis. Der Prozess tief gehender Heilung und Transformation wird dadurch auf die körperliche Ebene verlagert. Das heißt, es werden zuerst die körperlichen Heilhindernisse wie chronische Muskel- und Energie-Blockaden, Stoffwechselstörungen und hormonelle Disharmonien reguliert.

In diesem Fall wird der verfestigte chronische Zustand, die sogenannte Regulationsstarre, wieder in seine vorherige Krankheitsphase zurückgebracht: in den dynamischen akuten Zustand. Damit können kurzzeitige Verschlimmerungen des Leidens verbunden sein - in der Ganzheitsmedizin als „Erstverschlimmerung“ bekannt -, denn jetzt bekämpft der Organismus das Leiden wieder aktiv. Und da ihm dieses Mal die alchemistischen Edelstein-Essenzen helfen, ist er der Aufgabe gewachsen: Die Disharmonie muss nicht wieder als chronisches Leiden unterdrückt und isoliert werden, um andere körperliche, seelische und geistige Abläufe zu schützen.

Sind nach einigen Tagen oder Wochen die körperlichen Anzeichen für eine solche Regulation abgeklungen, können Sie die Einnahmemenge wieder reduzieren. Jetzt wird es Ihrem Organismus leichter fallen, auch die Ursachen im Geistigen und Seelischen aufzulösen und eine tief greifende Transformation einzuleiten.

Anwendungsmengen für Kinder: Bei Kindern werden die alchemistischen Edelstein-Essenzen z.B. bei Lernstörungen, chronischer Müdigkeit oder häufiger Hyperaktivität eingesetzt. Dadurch können die zugrunde liegenden Energiestörungen harmonisiert und nebenbei auch die Aufnahmefähigkeit und das Lernvermögen verbessert werden.

Die Anwendungsmengen sind pauschal etwa die Hälfte der Erwachsenen-Dosis:

- Kleinkinder bis 7 Jahre nehmen 1 bis 4 Tropfen täglich,
- Kinder von 7 bis 14 Jahren 4 bis 8 Tropfen täglich.
- Jugendliche nehmen die gleiche Menge wie Erwachsene.

Kinderkrankheiten und typische Probleme von Kindern im Schulalter wie Hyperaktivität, Konzentrationsstörungen, chronische Müdigkeit, Immunschwäche und Lernstörungen können mit Hilfe der Edelstein-Essenzen auf sanfte Art gelindert oder sogar vollständig reguliert werden.

Diese Mengen gelten auch für die Anwendung der Essenzen als „Wochenkur mit den Planetenkräften“ bei Kindern.

Eine Staffelung der Mengen nach körperlicher, geistiger und seelischer Entwicklung erfolgt bei Kindern nicht. Sie bilden erst bis zum Erwachsenenalter die drei alchemistischen Prinzipien Sal, Sulfur, Mercurius voll aus: Zirka bis zum 7. Lebensjahr wird das Salische ausgebaut, vom 7. bis 14. Lebensjahr das Sulfur-Prinzip und zirka vom 14. bis zum 21. Lebensjahr das Mercurius-Prinzip. Erst wenn im Laufe der letzten Zeitspanne die drei alchemistischen Prinzipien voll im Menschen verankert sind, ist eine gezielte Anregung eines der drei Prinzipien sinnvoll.

Die Edelstein-Essenzen in der Körperpflege

Bereits im alten Ägypten wurden Edelstein-Essenzen in Cremes eingearbeitet. Hinweise darauf finden sich im berühmten Papyrus Eber. Dort wurden derartige Edelstein-Cremes die „Kosmetik der Herrscherin“ genannt. In Cremes unterstützen die alchemistischen Edelstein-Essenzen die Funktion der Haut als größtes Körperorgan. Das Bindegewebe wird gestärkt, der Flüssigkeitshaushalt reguliert, der gesamte Stoffaustausch unterstützt und nicht zuletzt

Alchemie-Kosmetik zum Selbermachen, auch das ist mit Hilfe der Edelstein-Essenzen möglich. Schon im alten Ägypten wurden derartige Elixiere in Cremes verarbeitet.

die Sinnesfähigkeit der Haut gefördert. Sie sollten die Essenzen jedoch nur in wirklich hochwertige Naturkosmetik einrühren.

- Bei Gesichts- und Hautcremes empfiehlt sich der Zusatz von Perlen-, Diamant- und Smaragd-Essenz. Höchstens 10 Tropfen auf 100 ml Creme einrühren, da sonst die Flüssigkeitsmenge zu hoch ist.
- Ihre Duschlotionen können Sie in der kalten Jahreszeit mit Perlen-, Rubin- und Smaragd-Essenz anreichern. Im Sommer geben Sie Perlen-, Saphir- und Zirkon-Essenz dazu. Einfach insgesamt rund 10 Tropfen Edelstein-Essenzen in 250 ml Duschmittel geben, schütteln - fertig!
- Bei Haarshampoos können z.B. Amethyst-Essenz und Zirkon-Essenz zur Anregung des Kronen-Chakras und zur Harmonisierung des Haarbodens zugefügt werden - ebenfalls insgesamt 10 Tropfen auf 250 ml.

Obwohl der Kontakt der Edelstein-Essenzen über Dusch- und Haarwaschmittel nur kurzzeitig ist, reicht das für die Informationsübertragung auf die Chakras aus.

Die Edelstein-Essenzen sind erhältlich:

- als Einzel-Essenz in einem 30-ml-Fläschchen
- als Rescue (Notfalltropfen) in einem 30-ml-Fläschchen
- als Konzentrat „forte“ im 10-ml-Fläschchen (ergibt die zehnfache Menge in der normalen Anwendungskonzentration; einfach mit einem guten Grappa aufgießen und in ein Anwendungsfläschchen mit Tropfer füllen).

Der „Goldene" Transformationsweg, das Große Werk der Alchemie

Jeder Mensch ist ein Alchemist, nur weiß er es normalerweise nicht", betont der Weisheitslehrer Omraam Mikhael Aivanhov. „Unser ganzes Leben lang auf dieser Erde wandeln wir Materie um und erhöhen sie: Alles was wir essen, wird in Nerven, Blut, Fleisch, Knochen, Zähne und Haare verwandelt. Stoffe werden aufgelöst, verwandelt und auf einer höheren Ebene wieder zusammengefügt." (Aivanhov, *Spiritual Alchemy*)

Innere Alchemie findet nicht nur im Energetischen oder Geistigen des Menschen statt. Manche Elemente wie Kalium kann der Organismus tatsächlich wandeln.

Tatsächlich ist unser Organismus zu wahren Wunderwerken fähig, die von der heutigen Wissenschaft nicht erklärt werden können oder gar schlichtweg geleugnet werden. In vielfacher Weise arbeitet der menschliche Körper weit effektiver als die chemische Industrie: So können im Labor nur Proteine hergestellt werden, wenn Temperaturen von 120 Grad Celsius und ein stark saures Medium geschaffen werden. Unser Organismus schafft das schon bei Körpertemperatur in einem nur gering sauren Milieu. Zahlreiche andere Reaktionen gelingen im Reagenzglas nur unter sehr hohem Energieaufwand, jedoch können sie in einer Zelle „auf Sparflamme" durchgeführt werden. Sogar zu Kernreaktionen ist unser Körper in der Lage - ohne den Riesenaufwand von Atomkraftwerken und ohne tödlichen Atommüll. Unmerklich vollzieht unser Organismus das „Große Werk", die Verwandlung eines chemischen Elements in ein anderes. Zwar stellt er keine Metalle her und verwandelt nicht Blei in Gold, aber er transmutiert Elemente im unteren Bereich des Periodensystems. Das haben Wissenschaftler beispielsweise bei Untersuchungen von Arbeitern in der Sahara entdeckt: In Laboranalysen stellte man fest, dass die Menge an Kalium im Urin dieser Arbeiter auf das Dreifache anstieg - obwohl sie allenfalls Salztabletten, also Natriumchlorid, wegen der großen Hitze eingenommen hatten. Einen ähnlichen Effekt kennt man bei Personen, die eine Verletzung der Nebennieren erlitten. Auch sie scheiden erheblich höhere Mengen an Kalium aus. In beiden Fällen steht die Medizin vor dem Rätsel, woher die großen Mengen an Kalium Tag für Tag kommen. Louis Kervran, Wissenschaftler im französischen Staatsdienst untersuchte das Phänomen der biologischen Transmutation eingehend. Bei zahlreichen

Fällen aus seiner Praxis, wie bei jenen Arbeitern in der Sahara, und in Laborversuchen mit Pflanzen und Tieren belegte er: Lebewesen sind in der Lage, Natrium in Kalium und Kalium in Kalzium umzuwandeln. Auch aus Silizium basteln die Zellen Kalzium, und aus Stickstoff kann unter bestimmten Bedingungen im Menschen Kohlenmonoxid entstehen. „Biochemie und Biophysik sind nur Teilaspekte der Lebensprozesse. Weiterhin nur an klassische physikalische Chemie zu glauben, hat die Normalwissenschaft in viele Sackgassen geführt", beklagte Kervran bereits vor dreißig Jahren. (Kervran, *Biological Transmutations*)

Dass bei alchemistischen Prozessen tatsächlich etwas geschehen kann, was für die Normalwissenschaft unerklärlich ist, belegen die Forschungen von Dr. David Scheiner an der Medizinischen Fakultät der Universität München. Indem er genauestens der überlieferten alchemistischen Beschreibung zur Bereitung einer Antimon-Essenz folgte, gelang ihm - zu seinem eigenen Erstaunen - eine Transmutation dieses chemischen Elements. In der Essenz waren nur noch Spuren des giftigen Antimon zu finden. Und die abgesonderten Reste enthielten lediglich rund 40 Prozent der ursprünglich verwendeten Menge. Ein Teil des Antimon war also in einen anderen Stoff verwandelt worden - ganz so, wie es die 400 Jahre alte Arbeitsanleitung, der „Triumphwagen des Antimon" von Basilius Valentinus, beschrieben hatte.

Quintessenz des Goldes nennt Paracelsus das Aurum Potabile und unterscheidet es vom gewöhnlichen Trinkgold aus Goldchlorid, das noch zu körperlich (salisch) ist: „Quinta Essentia Auri, so dem Goldt seine Rött ausgezogen wirdt, und gescheyden von dem Corpore."

Aurum Potabile, das Trinkgold der Alchemisten

„Von allen Essenzen ist das höchste und mächtigste das Gold", betont Paracelsus. (*Werke*, Bd. I, S. 148) Ein Lebenselixier und Allheilmittel ist das Aurum Potabile, berichten Paracelsus und der ebenfalls berühmte mittelalterliche Alchemist Isaacus Hollandus. Gewonnen wird es aus purem Gold, das auf geheime Weise verflüssigt und aufwendig im Labor bearbeitet wird. Diese energetische Essenz herzustellen, war ein zentrales Ziel vieler „Goldmacher". Denn nicht um die Herstellung von Gold aus Blei ging es den wirklichen Alchemisten. Vielmehr wollten sie das höchste Heilmittel finden - jenes Mittel, das Körper, Geist und Seele verwandelt und „dem göttlichen Licht öffnet", also den Menschen in den höchsten Schwingungszustand versetzt.

Alchemisten wie Paracelsus und Hollandus benutzten das Trinkgold als eine Art Lebenselixier. Sie kurierten mit einer geringen täglichen Dosis in wenigen Wochen viele chronische Krankheiten. Außerdem schützten sie sich damit vor Epidemien wie der Pest. Durch eine mehrmonatige Einnahme erfolgte eine grundlegende Reinigung der „Säfte", also eine starke Entschlackung und Entgiftung, wodurch Blut und Zellen und damit der gesamte Organismus „verjüngt" wurden, so die überlieferten Berichte.

Paracelsus schrieb dazu: „Das Gold kann den Körper unzerbrechlich erhalten und frei von jeder Krankheit und lässt ihn nicht verderben. Und wieviel mehr geschieht dies ohne jede Infektion. Es verbessert und stellt alles her, was nicht gesund ist." (*Werke*, Bd. I, S. 148)

Und Johann Agricola, ein Arzt und Alchemist des 17. Jahrhunderts, berichtete aus eigener Erfahrung: „Erstlichen ist dieses Aurum Potabile ein sonderlicher Schatz und Arcanum, den menschlichen Körper vor vielen Krankheiten zu bewahren, denn es das Herz und alle Geister mächtiglich stärket (...) denn es durchgehet den Leib wie ein Rauch und präserviert (schützt) ihn, dass er auch bis ad terminum vitae vor allen zufallenden Krankheiten kann bewahret sein." (Agricola, *Chymische Medizin*) Weiter betonte er: „Aber das Gold hermetis (...) ist eine solche Medicin, welche Krankheiten, sie kommen her wo sie wollen, curieret und wie ein Feuer den ganzen Leib durchdringet, und reiniget denselben von allen Überflüssigkeiten und bringt ihn auf den höchsten Grad der Gesundheit. Wer es nun dahinbringet, der ist glückselig."

Beide haben noch selbst um die Herstellung des „mächtigsten aller Elixiere" gewusst. Wie keine andere Essenz aktiviert das Trinkgold das menschliche Energiesystem und verstärkt die Resonanz mit höheren Energie- und Bewusstseinsebenen - vergleichbar einer Stimmgabel, die auf einen neuen Ton einstimmt. Als „Nebeneffekt" dieser Energetisierung verschwinden, wie die alten Alchemisten berichten, auch die unterschiedlichsten Erkrankungen.

Anderen Überlieferungen zufolge soll das Trinkgold einen starken positiven Einfluss auf das Bewusstsein und dessen Entwicklung ausüben. Als eine Art Katalysator stärke es dabei die Zirbeldrüse und aktiviere Stirn- und Kronen-Chakra. Heute weiß man aus medizinischen Forschungen, dass schon geringe Mengen bioaktiven Goldes als Katalysator im Stoffwechsel fungieren und das Nervensystem positiv beeinflussen. Während also die alchemistischen Überlieferungen den generellen Einfluss auf den Menschen betonen, wird hier die Wirkung auf das Bewusstein herausgestellt.

Eine dritte Wirkebene ergibt sich nach der Signaturenlehre: Dem Gold wird der „Planet" Sonne zugeordnet. Und wie die Sonne „erleuchtet" und ermuntert auch das Gold das Gemüt. Es wirkt also stimmungsaufhellend.

All diese Wirkungen ergeben sich auch, wenn die alchemistischen Zuordnungen der Planeten zu den Chakras nach den beschriebenen drei Wandlungsphasen Nigredo, Albedo und Rubedo betrachtet werden: Die dem Gold zugeordnete Sonne steht mit dem Herz-Chakra (Nigredo), mit dem Kronen-Chakra (2. Variante der Albedo-Phase) und mit dem Wurzel-Chakra (Rubedo) in Resonanz. Das entspricht der stimmungsaufhellenden (Nigredo), bewusstseinserweiternden (Albedo) und insgesamt energetisierenden (Rubedo) Wirkung der Essenz. Vergleichbar den Edelstein-Essenzen ist auch das Gold in der Lage, die Chakras „einzustimmen" - sie werden zu einem harmonischen Zusammenspiel der Schwingungen angeregt. Die drei Chakra-Resonanzen des Goldes entsprechen dabei drei verschiedenen Schwingungsqualitäten in den Planetenwellen der Sonne. Und je nach aktuellem Entwicklungsstand des Menschen tritt das entsprechende Chakra mit einer dieser Frequenzen bevorzugt in Resonanz - dermentsprechend wird auch die jeweilige Wirkung auf Energiesystem, Bewusstsein oder Emotionen dominieren. Das Besondere der Gold-Essenz ist nun, dass sie die drei wichtigen Schaltstellen im Chakra-System, Kronen-, Herz- und Wurzel-Chakra, in einen harmonischen Schwingungs-Dreiklang versetzt. Was ein solches Zusammenspiel von Herz und Hirn (sowie hier zusätzlich auch der „Basis-Energie" des Wurzel-Chakra) alles bewirken kann, wurde im Zusammenhang mit dem Kundalini-Prozess und den Forschungen über harmonische Herz-Rhythmen beschrieben.

Gold und Sonne sind in der Alchemie einander zugeordnet. Da die drei Sonnen-Schwingungen drei verschiedene Chakras anregen, bewirkt auch das Trinkgold eine dreifache Harmonisierung - von Kronen-, Herz- und Wurzel-Chakra.

Therapeuten, die erste Erfahrungen mit dem Aurum Potabile gesammelt haben, vermuten: Das Trinkgold wirkt auf Nerven, Organe und Zellen gleichermaßen. Vor allem baut es störende Schlacken in der Fettschicht, die die Nerven umhüllt (Myelinschicht), ab. In dieser Fettschicht aber erfolgt, nach den unabhängig voneinander entwickelten Theorien des Neutrino-Forschers Prof. Konstantin Meyl und des „HeartMath"-Forschers Dan Winter, die eigentliche Signalleitung der Nerven. Ihren Hypothesen zufolge werden Nervensignale nämlich nicht - wie Schulmedizin und Biologie annehmen - durch Ionen-Wanderungen übertragen. Diese sind viel zu langsam, um all die Informationen durch den Organismus zu transportieren. Vielmehr sollen sie durch spezielle energetische Wellen übertragen werden: durch jene Schwingungsformen, die Nikola Tesla als Skalarwellen bezeichnet hat. Diese Wellen sind nach Prof. Meyl in der Lage, Neutrinos als zusätzliche „freie Energie" einzufangen. Auf dieses Phänomen als mögliche Erklärung für den Kundalini-Prozess und den Lichtkörper-Prozess wurde bereits hingewiesen. Durch eine Reinigung dieser „Leiterschichten" unserer Nerven aber können diese Schwingungen wieder ungestört durch den Organismus fließen, wodurch der Mensch energetisiert wird und Energie-Blockaden gelöst werden.

Mehr noch: Unter idealen Bedingungen kann dadurch wie beim Kundalini-Prozess vielleicht auch zusätzliche „freie Energie" in Form von Neutrinos eingefangen werden. Dadurch können plötzliche Hitzeschübe auftreten, aber auch Momente ungewöhnlicher geistiger Klarheit oder sogar „Erleuchtungs"-Phänomene. Und vielleicht wird einmal entdeckt, dass dabei unter den unzähligen verschiedenen Neutrinos genau jene eingefangen werden, die von unserer Sonne stammen. Ganz wie die Alchemisten intuitiv erahnt haben, würde dann das Gold tatsächlich die Schwingungen der Sonne, nämlich ihre Neutrino-Planetenwellen, in den Organismus bringen.

Vollkommenheit des Goldes: „Gold ist ein microcosmus, ein kleine Welt, hat drey principia, und vier Element, und ist ein himmlische Substantz, Himmel und Stralen der Sonnen, und ist die höchste medicin, hat inn sich alle Sternen deß Himmels und alle Kräuter der Erden." (Ruland, Lexicon alchemiae, Basel 1612)

Moderne Tests zur Wirksamkeit

Dass all dies nicht nur der Phantasie mittelalterlicher Alchemisten entsprungen ist, darauf weisen erste Untersuchungen alternativer Forscher hin: Vom LIFE-TESTinstitut, einem privaten Testinstitut für biophysikalische Wirkungen in Emmendigen bei Freiburg, wurde die Wirkung des Aurum Potabile mit Hilfe alternativ-medizinischer Diagnoseapparate untersucht. Verwendet wurden drei verschiedene Nachweismethoden:

Mit Hilfe des „Prognos"-Gerätes - ursprünglich mit hohem Aufwand für das russische Raumfahrtprogramm entwickelt - wurden Messungen der Meridian-Energien durchgeführt. In Russland ist es als Diagnosegerät nach Studien mit zehntausenden Patienten schulmedizinisch anerkannt. In Deutschland bestätigte eine Studie der Universität Stuttgart in Zusammenarbeit mit der Carstens-Stiftung die Zuverlässigkeit dieser Methode. Ergänzend wurde eine weiterentwickelte Form der Elektro-Fotografie, bekannt als HFS oder Kirlian-Fotografie, sowie die bereits weltweit an vielen Universitäten verwendete Biophotonen-Messung eingesetzt.

Chi nennt man im Chinesischen die Lebensenergie. In ihr vereinen sich verschiedene Energieformen und -prozesse. Das Trinkgold stärkt im Menschen Produktion und Speicherung des Chi.

Nach diesen Tests an 20 Personen beeinflusst das Aurum Potabile tatsächlich auf vielfältige positive Weise den Menschen:

- Das menschliche Energieniveau wird insgesamt erhöht.
- Die Produktion und Speicherung der Lebensenergie Chi wird direkt angeregt.
- Übergeordnete Steuerungsebenen im menschlichen Energiesystem werden aktiviert.
- Eine Harmonisierung energetischer Ungleichgewichte und Blockaden wird in Gang gesetzt.

Ergänzend dazu berichten Probanden, dass bei längerer Anwendung Unbewusstes und Verdrängtes, das energetische Blockaden hervorruft, ins Bewusstsein gelangt und so verarbeitet werden kann. All diese Veränderungen in Lebensenergie und Bewusstsein sind nach der Traditionellen Chinesischen Medizin (TCM) Voraussetzungen für eine wirkliche Heilung an Körper, Geist und Seele. Das *LIFE*-TESTinstitut bewertete daher das Aurum Potabile als „energetisch sehr gut“ - die höchste qualitative Note, die das unabhängige Institut vergibt.

Besonders verblüffte die Fachleute, dass die Essenz das menschliche Energiesystem direkt in seinem „vitalen Kern“ beeinflusst - und das schon bei einmaliger Anwendung. Normalerweise reagieren jene Akupunktur-Meridiane zuerst auf eine Testsubstanz, die an der Regulation von Atmung, Puls, Blutdruck und anderen schnell veränderlichen Körperwerten beteiligt sind (die Meridiane des Vegetativums, der Regulation: Lungen-, Herz-, Dreifach-Erwärmer- und Kreislauf-Sexus-Meridian). Das geschah beim Aurum Potabile nicht. Stattdessen zeigten die Bauch-Meridiane deutliche energetische Reaktionen, vor allem das Meridianpaar Niere-Blase. Gerade dieses aber steht laut chinesischer Medizin eng mit dem Chi, der Lebensenergie, in Verbindung. So spiegelt das Meridianpaar von Blase und Niere die Chi-Produktion und die Chi-Speicherung des Menschen. Das Aurum Potabile steigert demzufolge gezielt die Produktion und Speicherung der menschlichen Lebensenergie.

Außerdem wird das Meridianpaar mit verdrängten Gefühlen in Zusammenhang gebracht. Wird es energetisch aktiviert, könnte es sein, dass tatsächlich Blockaden, die mit unbewussten Emotionen in Zusammenhang stehen, aufgelöst werden - und daher die verdrängten Gefühle wieder bewusst werden.

Derartig Außergewöhnliches ergaben auch die Tests per HFS-Elektrofotografie: Danach bewirkt die Gold-Essenz eine Harmonisierung der Meridian-Energien und eine Anbindung an Steuerungsebenen, die diesen übergeordnet sind. Gleichsam ruft es also „die obersten Ordnungshüter" im menschlichen Energiesystem auf den Plan. Solche Anzeichen tauchen in der HFS-Fotografie sonst nur bei sehr hochschwingenden Bewusstseinsenergien, wie sie beispielsweise in einer besonders erfolgreichen Meditation entstehen können, auf. Das Trinkgold stellt also eine Öffnung und Anbindung für sehr hochschwingende Energien her, führt diese Energien selbst direkt zu oder bewirkt beides gleichzeitig.

All das spricht nach der Traditionellen Chinesischen Medizin dafür, dass eine regelmäßige Anwendung die gesamte Vitalität nachhaltig verbessert.

Ein ebenfalls unerwartetes Ergebnis erbrachten die Tests, bei denen das Aurum Potabile Wasserproben zugegen wurde: Werden gewöhnlichem Leitungswasser fünf Tropfen Trinkgold pro Liter zugesetzt, erhöht sich die Biophotonen-Abstrahlung des Wassers um rund 43 Prozent. Durch das Trinkgold wird also jenes Licht verstärkt, das unsere Zellen zum Leben brauchen. Das Wasser bekommt demnach eine erheblich höhere, biologisch sehr gute Energiequalität (nähere Informationen und detaillierte Testergebnisse unter: www.life-testinstitut.de).

Die Wiederentdeckung des Trinkgoldes

Im Laufe der letzten 200 Jahre war die wirkliche Kunst der Alchemisten in Vergessenheit geraten. Quacksalber und vermeintliche Goldmacher hatten das uralte Wissen in Verruf gebracht. Aus der Alchemie entstanden die heutigen Naturwissenschaften Chemie, Medizin, Biologie und Astronomie. Die besondere Kunst aber, Heilmittel nach den zyklischen Gesetzen der Natur anzufertigen, wurde zum teuren Privathobby einzelner Adepten und Esoteriker.

Dennoch haben etliche versucht, das sagenumwobene Trinkgold herzustellen. Folgt man jedoch den überlieferten Anweisungen, erhält man normales Goldchlorid, das keine der beschriebenen ungewöhnlichen Heilwirkungen besitzt. Das Geheimnis der Herstellung ist tatsächlich mehr als die Summe seiner Zutaten, und der Schlüssel dazu liegt in den vielfachen symbolischen

Bedeutungen der alten Texte: im beschriebenen Lichtkörper-Prozess, der richtigen Zuordnung der Planeten und im zyklischen Rhythmus der Gestirne.

Nach den Überlieferungen der Alchemie muss der Alchemist erst selbst in sich „das Gold“ gefunden haben, um aus dem materiellen Gold die geistig-energetische Heilkraft gewinnen zu können. Ganz praktisch muss er dafür zuerst den „philosophischen Merkur“ erschaffen, ein Lösungsmittel, das für den Herstellungsprozess unbedingt erforderlich ist. Es ist gleichzeitig jenes Lösungsmittel, das für das Große Werk, die Transformation der Materie in ihren höchsten Schwingungszustand, unentbehrlich ist. Kurz gesagt: Die Herstellung des Aurum Potabile ist nur möglich, wenn der Alchemist bereits den Weg zum Großen Werk zu einem guten Teil beschritten hat.

Diesen „philosophischen Merkur“ und das Geheimnis der Bereitung des Aurum Potabile haben Anfang des Jahres 2000 zwei europäische Alchemisten (die verständlicherweise anonym bleiben wollen) nach jahrelanger Forschungsarbeit entdeckt. Zwar kann das Trinkgold nicht in beliebiger Menge am Fließband hergestellt werden wie eine gewöhnliche Pille - das verhindert schon die mehrwöchige Herstellungszeit und die dabei nötige Beachtung natürlicher Zeitrhythmen der Gestirne. Dennoch stehen jetzt begrenzte Mengen jedem für eine gezielte energetische Anwendung zur Verfügung.

Bei der Herstellung des Aurum Potabile wird Goldmetall auf geheime Weise mit Hilfe des „philosophischen Merkur“ aufgelöst und viele Male destilliert. Es wird bei bestimmten Planeten-Konstellationen „zykliert“, d.h., in geschlossenen Gefäßen der Verdunstung durch Sonnen- und Mondlicht und Kondensation ausgesetzt. Dieser „rhythmische“ Prozess soll auch das beschriebene Wirken der Schöpfungsspiralen nachvollziehen: das Ineinandergreifen von sich verdichtenden und „entdichtenden“ Energieprozessen, was durch geheime Kniffe der Hersteller gelenkt wird.

Dabei entsteht eine alkoholische Lösung, die nur noch kleinste Mengen metallischen Goldes enthält. Vielmehr besitzt die Flüssigkeit vor allem die Farbe des Goldes, seine heilende Information und eine sehr hohe „Goldenergie“. Nach alchemistischer Beschreibung besteht die Essenz aus dem gereinigten und „erhöhten“ Stoffkörper, dem Seelen- und dem Geistkörper des Goldes - aus seiner Lichtenergie und seinem spirituellen Geist.

Das Aurum Potabile hat nichts mit Flüssigkeiten zu tun, die - ähnlich wie bei der Homöopathie - mit „Gold-Informationen" versehen wurden. Es ist auch nicht mit kolloidalem Gold zu vergleichen. Vielmehr ist sie eine traditionelle alchemistische Essenz im siebten und damit höchsten Grade. Nur eine Essenz, die alle dafür vorgeschriebenen Herstellungsschritte von der Auflösung bis zum Zyklieren in Sonnen- und Mondlicht durchlaufen hat, trägt zurecht den Namen „Aurum Potabile", das „Trinkgold der Alchemisten".

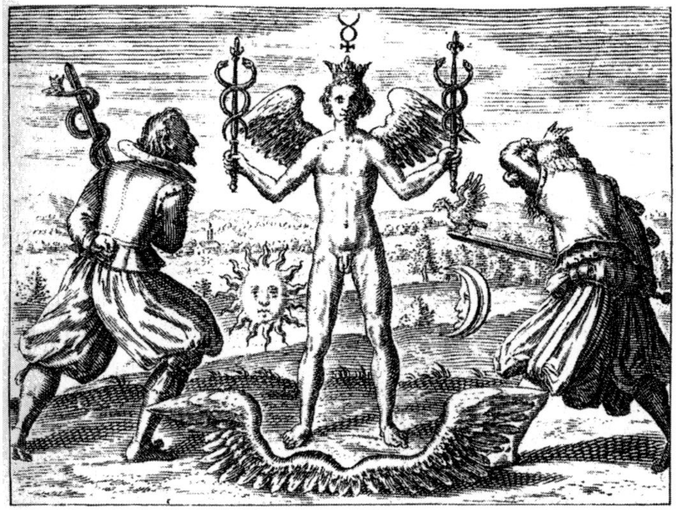

Der philosophische Mercurius in der Mitte kann die widerstreitenden Kräfte (Fechter) und polaren Prinzipien von Sonne und Mond erhöhen und vereinen.

Anwendung

Das Aurum Potabile ist in einem 10-ml-Fläschchen als „forte" erhältlich, was in diesem Fall der üblichen Anwendungsverdünnung entspricht.

Das Aurum Potabile kann äußerlich auf das entsprechende Chakra - also auf Stirn, Herz oder Steißbein - aufgetragen werden: Dazu verreiben Sie 3 bis 4 Tropfen der Anwendungsverdünnung auf der Haut, am besten bei allen drei Chakras. Zusätzlich können Sie das Fläschchen bei sich tragen.

Zur innerlichen Anwendung nehmen Sie täglich 3–10 Tropfen der Anwendungsverdünnung.

Ähnlich wie bei den Edelstein-Essenzen kann die Einnahme solange fortgesetzt werden, bis eventuelle Krankheitssymptome verschwunden oder das jeweilige Ziel der emotionalen und seelischen Harmonisierung oder Persönlichkeits- und Bewusstseinsentwicklung erreicht sind. Die angegebenen Mengen gelten für eine beliebig lange Einnahmezeit oder äußerliche Anwendung.

Kurzzeitig können bei akuten Problemen bis zu drei Monate lang auch bis zu 20 Tropfen eingenommen werden.

Diese höheren Mengen gelten auch, wenn bei einer längerfristigen Einnahme Unbewusstes und verdrängte emotionale Probleme ins Bewusstsein steigen - z.B. Traumata, Schocks, Ängste und belastende Kindheitserlebnisse, die nicht so schnell verarbeitet werden können. Körperliche Symptome dafür können Hitzeschübe, Überaktivität oder zu große mittägliche Müdigkeit sein. Dann wechselt man auf die höhere Menge von 20 Tropfen, die der Dosierung für körperliche Wirkungen entspricht (siehe auch unten). Die energetische Wirkung der alchemistischen Gold-Essenz wird dadurch vom seelisch-emotionalen Bereich erst einmal ins Bio-Energetische verlagert - d.h., zuerst werden die im Körper verfestigten Blockaden und Energie-Staus aufgelöst. Oft gehen nämlich seelisch-emotionale und geistige Probleme mit derartigen Energie- oder Muskel-Blockaden einher. Bei einer höheren Einnahmemenge werden also zunächst jene Blockaden gelöst, die sich am meisten im Stofflichen festgesetzt haben. Sind sie weitgehend harmonisiert, können auch die tiefer liegenden Ursachen dafür, die seelisch-emotionalen und geistige Probleme, leichter gelöst werden.

Sollen Wirkungen gezielt in Körper, Geist oder Seele angeregt werden, kann das Aurum Potabile auch gleich in der entsprechend darauf ausgerichteten Dosis (in der Anwendungsverdünnung, d.h. „forte") eingenommen werden:

Wirkungsebene	Menge	Anwendung
Körperlich	13 bis 21 Tropfen täglich	3 x täglich 4 – 7 Tropfen
Seelisch	7 bis 12 Tropfen täglich	3 x täglich 2 – 4 Tropfen
Geistig	bis zu 6 Tropfen täglich	3 x täglich ca. 2 Tropfen

Anwendungsmengen für Kinder Bei Kindern kann das Aurum Potabile sehr erfolgreich als „Notfalltropfen" eingesetzt werden: z.B. 2-3 Tropfen auf den Bauch bei Bauchschmerzen oder 2-3 Tropfen in ein Glas warmen Tee und schluckweise trinken.

Ebenfalls bewährt hat sich die Anwendung bei chronischer Müdigkeit, Vitalitäts-Störungen, Magen- und Darmerkrankungen und nach Kinderkrankheiten zur schnelleren Regeneration und Stärkung des Immunsystems. Begleitend kann es zudem bei allen Erkrankungen eingesetzt werden, sobald der Körper nicht mehr fiebert. Äußerlich wird das Aurum Potabile bei Neurodermitis und anderen Hautkrankheiten verwendet - entweder 2-3 Tropfen der

Anwendungsverdünnung auf die Hautstelle auftragen oder bei offener Haut 2–3 Tropfen in eine halbe Tasse warmes Wasser geben und mit einem Wattebausch auftupfen. Möglich ist auch das Einrühren von bis zu 10 Tropfen in eine Naturcreme - diese dann dünn auf die Haut auftragen.

Die Einnahmemengen sind pauschal etwa die Hälfte der Erwachsenen-Dosis:

- Kleinkinder bis 7 Jahre nehmen 1 bis 4 Tropfen täglich,
- Kinder von 7 bis 14 Jahre 4 bis 8 Tropfen täglich.
- Jugendliche nehmen die gleiche Menge wie Erwachsene.

Bitte beachten Sie: Bei Kindern sollte das Aurum Potabile in warmes Wasser oder warmen Tee getropft werden, damit der Alkohol verdunstet.

Praktische Erfahrungen

Am Privatinstitut für Naturheilweisen „Arkanum" in Neusäß bei Augsburg wurden erste Erfahrungen in der therapeutischen Anwendung des Aurum Potabile gesammelt. Bei bisher rund 70 Patienten wurde das Trinkgold innerlich oder äußerlich eingesetzt – mit erstaunlichen Erfolgen: Offene Wunden, Entzündungen, chronische Dauerschmerzen und ein Tumor im Ohr verbesserten sich erst durch das Aurum Potabile in zum Teil verblüffendem Ausmaß. Die Patienten waren zuvor mit den gängigen schulmedizinischen und naturheilkundlichen Methoden behandelt worden, ohne dass wesentliche Heilerfolge erzielt werden konnten.

Auch bei allen Alltagserkrankungen wie Kopf- und Bauchweh, Unwohlsein, Reisekrankheiten und Hautkrankheiten bringt das „Aurum Potbile" zuverlässig deutliche Linderung.

Sehr gute Erfolge konnten auch bei emotionalen und psychischen Problemen wie Ängsten, Phobien und Zwangshandlungen (Abhängigkeiten, Kaufzwang und ähnlichem) erzielt werden. Das Aurum Potabile wirkt hier seelisch stabilisierend, stärkt Persönlichkeit, Willen, Eigenverantwortung und Entscheidungskraft. „Es gibt nichts Vergleichbares, was bei derart unterschiedlichen Problemen die Psyche und Persönlichkeit stabilisiert und den Patienten in seine Realität zurückführt", berichtet Heilpraktiker Reiner Moll von „Arkanum".

Allheilmittel kann das Aurum Potabile genannt werden, da es bei allen Leiden in Körper, Geist und Seele die damit verbundenen energetischen Disharmonien auflöst.

Als Begleitbehandlung zu anderen Therapien der Naturheilkunde oder der Schulmedizin beschleunigt das Aurum Potabile die Heilung und reduziert das Auftreten negativer Nebenwirkungen.

Molls Resümee: „Nach rund einjähriger Erfahrung in der Anwendung des Aurum Potabile bei den unterschiedlichsten Erkrankungen bin ich sehr überrascht, dass dieses alchemistische Trinkgold tatsächlich eine Art Allheilmittel ist - d.h., es bringt bei extrem unterschiedlichen Leiden Linderung." Es wirkt, so Moll, wie ein positiver Katalysator für den Genesungsprozess - vergleichbar einem genau stimmenden homöopathischen Mittel. Der große Vorteil des Aurum Potabile dabei ist, dass die sehr aufwendige persönliche Auswahl des jeweiligen homöopathischen Mittels völlig wegfällt: „Noch nie habe ich ein Mittel oder eine Methode - egal, ob aus der Naturheilkunde, der chinesischen Medizin oder der Schulmedizin - gefunden, die den kranken Organismus so schnell und so universell wirksam auf Heilung umschalten", betont der Leiter der naturheilkundlichen Ausbildungsstätte. Die Patienten fühlen sich durch das Aurum Potabile insgesamt vitaler, der Organismus regeneriert sich und die Psyche wird stabiler.

Äußerliche Anwendung: „In der äußerlichen Anwendung des Aurum Potabile konnten enorm gute Erfolge bei allen Arten von Hauterkrankungen erzielt werden", resümiert „Arkanum"-Leiter Moll. Narbenschmerzen, schlecht heilende Wunden, Sonnenbrand und sogar Schuppenflechte konnten erfolgreich behandelt werden. Dabei wurden wenige Tropfen des Trinkgoldes entweder direkt eingerieben oder, bei offener Haut, in ein Glas Wasser oder Tee gegeben und eine damit getränkte Kompresse als Verband angelegt. Sehr erfolgreich waren auch äußerliche Anwendungen, bei denen die Essenz auf Reflex- und Akupunktur-Punkte aufgetragen wurde, die dem entsprechenden Leiden zugeordnet sind.

Bei äußerlicher Anwendung reagierten die meisten Patienten sogar stärker mit Heilreaktionen auf das Aurum Potabile als bei der Einnahme.

Innerliche Anwendung: „Bei der innerlicher Anwendung zeigten viele Patienten deutliche Entgiftungserscheinungen - besonders intensiv bei dickeren und mehr belasteten Patienten", berichtet Moll weiter. Erkennbar wurde dies an Körpergeruch, Schweiß, Urin und Stuhl. Bei einigen Anwendern traten auch aus Fastenkuren bekannte Entgiftungsanzeichen wie leichte kurzzeitige

Kopfschmerzen, Gliederziehen und „Muskelkater“ und andere typische Anzeichen einer „Fasten-Krise“ auf. Sobald die Dosis reduziert wurde, verschwanden diese wieder.

Alle Patienten berichteten zudem über einen deutlich stabileren emotionalen Zustand. Sie fühlten sich zuversichtlicher und „irgendwie runder, angenehmer im Bauch“.

Anwendungsmengen: In den ersten ein bis drei Wochen der Einnahme traten bei vielen Patienten stärkere körperliche Reaktionen auf. In dieser Phase wurden bis zu 10 Tropfen der Anwendungsverdünnung, d.h. „forte“ pro Tag gegeben.

Bei fortgesetzter Einnahme dieser Dosis war dann eine Ruhephase von einigen Tagen bis Wochen zu beobachten, in denen sich keine oder nur geringe Veränderungen zeigten. Danach traten dann erste psychisch-emotionale und seelische Reaktionen auf. „Nach dieser ersten Reinigungsphase können auch höhere Dosierungen genommen werden“, erklärt Moll. Seinen Erfahrungen nach wurden dann auch 20 bis 30 Tropfen 2 bis 3 Mal täglich gut vertragen.

„Ausnahmen sind Personen mit Schilddrüsen-Überfunktion und Menschen mit doppeltem Feuer-Zeichen, also wenn Geburtszeichen und Aszendent zu den Feuer-Tierkreiszeichen Widder, Löwe und Schütze gehören“, so der Leiter des „Arkanum“-Heilzentrums. Diese müssten weit vorsichtiger dosieren, und unter Umständen sind bei ihnen schon 4 Tropfen der Anwendungsverdünnung zu viel. Generell würden zudem Männer stärker auf das Aurum Potabile reagieren als Frauen. Das wiederum bestätigt die alchemistische Signaturenlehre, nach der dem Mann die Sonne und damit das Gold und der Frau der Mond und damit das Silber zugeordnet werden.

Fall-Beispiele

Als „Notfalltropfen“: Als schnelle energetische „Erste Hilfe“ hat sich die Anwendung des Aurum Potabile insbesondere bei Kindern bestens bewährt. Bei Bauchschmerzen, Kopfschmerzen, Reiseübelkeit, Taubheitsgefühlen nach Betäubungsspritzen bei Zahnarztbehandlungen und Folgeschmerzen danach bringen 2-3 Tropfen innerlich und zugleich 2-3 Tropfen äußerlich schnelle Linderung.

Als Begleitbehandlung: Wird das Aurum Potabile begleitend zu einer schulmedizinischen oder naturheilkundlichen Behandlung eingesetzt, beschleunigt es den Heilungsprozess deutlich. Die jeweiligen Medikamente werden besser vertragen, können in ihrer Dosis oftmals reduziert werden und wirken intensiver.

Ein 36-jähriger Mann litt an einer Lungenentzündung mit hohem Fieber und akuten starken Schmerzen beim Atmen. Zur Intensivbehandlung wurde er ins Krankenhaus eingeliefert und die übliche schulmedizinische Behandlung mit Antibiotika vorgenommen. Zugleich aber nahm er täglich Aurum Potabile. Zum großen Erstaunen der Klinikärzte war die Lungenentzündung bereits nach vier Tagen weitestgehend kuriert, so dass der Patient nach Hause entlassen werden konnte.

Bei emotionalen und psychischen Problemen: Bereits innerhalb von zirka 14 Tagen täglicher Einnahme des Aurum Potabile können emotionale Probleme, die gemeinsam mit einer körperlichen Erkrankung auftreten, gebessert werden - ebenso psychische Auffälligkeiten wie Ängste oder Phobien, Abhängigkeit von Drogen wie Alkohol oder Cannabis, Zwangshandlungen wie Kaufzwang. Die Patienten fühlen sich stabiler und „nicht mehr so sehr den Problemen ausgeliefert". Eigenverantwortung, Wille, Entscheidungskraft und insgesamt die Persönlichkeit werden gestärkt. So bekommen sie Mut und Selbstvertrauen, sich den jeweiligen Problemen zu stellen und diese zu lösen.

Bei schlechter Wundheilung: Eine 58-jährige Frau litt seit einem halben Jahr an einer nicht heilenden, offenen Wunde am Schienbein, Die Behandlung durch einen Hautarzt brachte keine Besserung.

Bei ihr wurde das Aurum Potabile äußerlich angewendet. Zirka 10 Tropfen wurden in ein Glas Wasser gegeben, ein Mullstück damit getränkt und mit einem Verband auf die Wunde gelegt. Nach nur 14 Tagen Behandlungszeit war die Wunde vollständig geschlossen und nur noch an der anderen Hautfärbung zu erkennen.

Bei Hauterkrankungen: Ein 32-jähriger Mann hatte seit fünf Jahren einen hartnäckigen Hautausschlag mit zeitweise nässenden Pusteln auf der Brust oberhalb des Herzens. Übliche Behandlungen und sämtliche naturheilkundlichen Methoden brachten keine Besserung. Nachdem er 14 Tage lang zwei Mal täglich etwa

3-4 Tropfen Aurum Potabile äußerlich auf die Stelle aufgetragen hatte, war der Ausschlag völlig abgeheilt.

Bei Schmerzen und chronischen Erkrankungen: Eine 44-jährige Patientin kam als chronische Schmerzpatientin in die Praxis. Sie nahm Höchstdosen an Schmerzmitteln ein und war unter ständiger Betreuung der Schmerzambulanz am Klinikum. Sie hatte eine lange Krankheitsgeschichte hinter sich und zeigte eine Vielzahl an Symptomen, so dass in der Behandlung mit normalen Therapiemethoden kaum ein erster gezielter Ansatzpunkt gefunden werden konnte. Aktuell litt sie an Schmerzen im Bauchraum aufgrund von Verwachsungen und Operationsnarben, die von einer Totaloperation aufgrund von Unterleibskrebs stammten. Außerdem hatte sie eine chronische Blasen-Entzündung, Bluthochdruck, chronische Venenentzündungen, Tinnitus, Schlafstörungen und Augenflimmern.

Ihr Körper reagierte sehr stark auf die Einnahme des Aurum Potabile und begann sofort intensiv zu entgiften. Die Dosen wurden bei zu starker Reaktion immer wieder einige Tage lang reduziert, um die „Entgiftungskrisen" gering zu halten. Körpergeruch und Ausfluss zeugten vom Bemühen des Körpers, sich zu reinigen. Die Entzündungen besserten sich, auch wenn sie kurzzeitig wieder aufflammten. Die Schlafstörungen waren schon nach einigen Tagen verschwunden. Die anderen Symptome besserten sich im Laufe der bisher viermonatigen Behandlung zusehends. Die Behandlung muss noch fortgesetzt werden. Es zeigt sich jedoch, dass selbst bei Multikrankheiten und stark chronischen Prozessen das Aurum Potabile" den Körper zu einer intensiven Selbstheilung anregt. Derart kranke Menschen brauchen jedoch etliche Monate Zeit, damit die Goldtherapie den Organismus nach und nach regenerieren kann.

Bei Narben: Eine Patientin litt seit 15 Jahren an den Folgen einer Brandwunde, die zwei Drittel ihres Rückens bedeckte. Die Narben waren extrem berührungsempfindlich, so dass sie manche Stoffe und Kleidungsstücke nicht tragen konnte.

Nach zwei Einreibungen des Rückens mit Aurum Potabile war die Haut schon spürbar weniger empfindlich. Nach zwei Wochen täglich einmaligen Einmassierens des Trinkgoldes war das Hautgefühl fast völlig normal. Sie konnte sogar wieder einen BH auf der vernarbten Haut tragen.

Bei Schleimhaut-Erkrankungen wie Sinusitis: Ein in der Luft- und Raumfahrttechnik tätiger 48-jähriger Patient war an chronischer Sinusitis erkrankt. Sämtliche Schleimhäute waren stark angegriffen und entzündet, und er konnte kaum noch sprechen. Er arbeitete in Räumen, die extrem entfeuchtet wurden, was auch seine Schleimhäute stark ausgetrocknet hatte. Alle naturheilkundlichen und schulmedizinischen Mittel, die sonst gut bei Schleimhaut-Erkrankungen wirken, halfen hier nichts.

Nach nur zwei Tagen Einnahme des Aurum Potabile konnte er fast wieder normal sprechen. Das brennende, wunde Gefühl, über das der Patient geklagt hatte, war verschwunden. Ab dem dritten Tag wurde zusätzlich mit dem Trinkgold inhaliert, indem einige Tropfen in einen üblichen Dampf-Inhalator gegeben wurden. Nach insgesamt einer Woche waren die Schmerzen, die er vor allem im Bereich der Nebenhöhlen empfunden hatte, vollständig weg. Die Stimme war wieder normal.

Eine sehr erstaunliche, extrem schnelle Gesundung. Langfristig jedoch wurde dem Patienten geraten, die Arbeitsstelle zu wechseln, da die Luftbedingungen für seine Konstitution zu extrem sind.

Bei äußerlich sichtbaren Tumoren: Ein männlicher Patient, 45 Jahre, litt an einem Tumor im Gehörgang. Das erdbeer-große Geschwür verschloss bereits den Gehörgang, so dass das Hörvermögen stark eingeschränkt war. Der Patient klagte über ständige Schmerzen und innere Unruhe. Ein früherer Tumor an gleicher Stelle musste vor einigen Jahren operativ entfernt werden.

Nachdem im Laufe von drei Monaten keine andere Behandlung geholfen hatte, nahm der Patient ein Mal täglich 10 bis 20 Tropfen Aurum Potabile. Zusätzlich wurde ein bis zwei Mal am Tag ein Tropfen des Trinkgoldes äußerlich auf die Geschwulst geträufelt. Bei der äußerlichen Anwendung berichtete der Patient stets über eine sofortige Besserung der Schmerzen, die immer länger anhielt. Nach rund zwei Monaten Anwendung war der Tumor auf die Hälfte geschrumpft. Die Höreinschränkung, Schmerzen und Unruhegefühle waren fast völlig verschwunden.

Nach einem weiteren Monat war das Krebsgeschwür auf ein Viertel geschrumpft. Das Hören war wieder normal, nur noch ein leichtes Ziehen war spürbar. Der Patient berichtet, dass er sich so wohl wie noch nie fühle. (Stand bei Drucklegung. Die Behandlung wird noch fortgesetzt.) Während der gesamten Einnahmezeit war eine starke Entgiftung des Körpers erkennbar.

Der Lichtkörper-Prozess und das Große Werk

Das zentrale Anliegen der Alchemie war immer, den Plan der Schöpfung zu erkennen - und das auf körperlicher, seelischer und geistiger Ebene. Als „Anschauungsobjekte" dafür dienen dem Alchemisten die „drei Königreiche" der Natur: das pflanzliche, mineralische und animalische. Alle Erkenntnisse des Alchemisten, die er aus naturphilosophischen Betrachtungen und sensitivem, intuitivem Erfühlen dieser drei Naturreiche gewinnt, überprüft er in der praktischen Laborarbeit und in seiner eigenen Persönlichkeitsentwicklung. Er testet also seine Schlussfolgerungen sowohl im äußeren Labor als auch im inneren Labor des eigenen Körpers. „Also wenn ihr den Mikrokosmos in der äußeren Natur erkennt, werdet ihr darin das große Geheimnis begreifen, das im Menschen liegt", empfahl Paracelsus. (*Werke*, Bd. III, S. 362) Allerdings kann der Alchemist nur das erkennen, was seine Persönlichkeits- und Bewusstseinsentwicklung zulässt. Und er kann nur das im Labor verwirklichen, was er in sich selbst vom Wesen und vom Plan der Schöpfung erkannt und gleichsam in seinem inneren Labor vollzogen hat. Sind seine Naturerkenntnisse richtig, muss das Ergebnis im Labor die Natur in ihrem Plan unterstützen. Was aber ist der natürliche Schöpfungsplan?

Der Schöpfungsplan ist nach alchemistischer Vorstellung die Entwicklung der Materie und des Menschen zum Licht und zur Bewusstheit. Der Alchemist ist sein Helfer.

Für die Alchemie ist es die der Natur abgeschaute Entwicklung vom Dunklen zum Hellen, vom Niedrigen zum Hohen, vom Einfachen zum Komplexen, vom Unbewussten zum Bewussten. Es sind Prozesse der Reifung und Transformation - kurz: der Schwingungserhöhung. Die Alchemie folgt also einer Entwicklungsphilosophie, die jedoch weit entfernt vom simplen Fortschrittsglauben der Moderne ist. Der Alchemist sieht sich dabei als Diener derartiger Entwicklungen. Er gibt Anstöße zur Selbstentwicklung und Selbstentfaltung und beschleunigt Reifungsprozesse. So sollen seine alchemistischen Arzneien wie die Pflanzen-, Edelstein- und Metall-Essenzen den Menschen heilen, indem sie den ihm bereits eingeborenen Entwicklungsdrang zum Höheren und Bewussteren unterstützen.

Im Falle von Krankheit heißt das ganz praktisch: Das Dunkle der Erkrankung wird vertrieben, indem „Licht"-Energie zugeführt, die Ordnung in Körper, Geist und Seele erhöht und die Bewusstwerdung über die tieferen Ursachen der Erkrankung angeregt werden. Wie weit der Patient diesen Weg gehen möchte, liegt an ihm selbst.

Der Prozess der Entwicklung endet für die Alchemie nicht bei der Heilung als einer bloßen Reparatur. Auch der gesunde Mensch kann sich immer weiter zum Licht entwickeln, seinen Schwingungszustand erhöhen. Das Geheimnis um diesen Prozess wurde beispielsweise in den genannten symbolischen Beschreibungen und Bildern über den Fall und Aufstieg Adams verschlüsselt. Die konkreten Veränderungen des menschlichen Energiesystems im Laufe dieses Prozesses beschreiben die drei alchemistischen Wandlungsphasen Nigredo, Albedo und Rubedo und die damit verbundenen wechselnden Zuordnungen der Planeten zu den Chakras. Diese Erhöhung der Schwingung wird heute Lichtkörper-Prozess, Aufstieg oder Erleuchtung genannt. Es ist das Große Werk der Alchemie, die Transformation, die am eigenen Körper vollzogen wird.

Unter den von der Alchemie entwickelten Hilfsmitteln für diesen Prozess der Schwingungserhöhung - sie sind zugleich wirklich ganzheitliche Heilmittel für verschiedenste Erkrankungen - wird den Metallen und Edelsteinen eine besondere Bedeutung zugemessen. Die Metalle gelten als eine Art Schnittstelle, die Materie und Licht, Mikro- und Makrokosmos, verbindet. Im Mikrokosmos des menschlichen Körpers regieren sie den Lehren der Alchemie zufolge über die mineralischen Prozesse im Organismus. Heute weiß die Medizin, dass sie wichtige Katalysatoren des Stoffwechsels sind und für die Bildung vieler Enzyme und die Steuerung der Lebensprozesse in der Zelle entscheidend sind. Allgemein bekannt ist z.B. die wichtige Rolle des Metalles Zink. Es ist Bestandteil von mehr als siebzig Enzymen. Fehlt es, wird das Immunsystem geschwächt. Seit über 1000 Jahren verwenden Alchemisten nachweislich Zink in vielen Heilmitteln. Sie ordneten das Metall dem Planeten Jupiter, dem Gestirn der Ordnung, zu. Und während die Schulmedizin erst heute die große Bedeutung von Gold als Katalysator im Organismus entdeckt, wussten die Alchemisten darum bereits seit Jahrtausenden.

Die Metalle geben auch dem Edelstein seine Farbe: z.B. vierwertiges Eisen beim Amethyst, Titan beim Saphir und Chrom beim Smaragd. Die Farbe des Edelsteines ist, alchemistisch gesehen, der Sulfur des Metalls. Dieser liegt im Edelstein in einer sehr hochschwingenden Form vor. Um dieses „Licht der Planeten“ befreien zu können, muss der Alchemist einen langen inneren Weg gegangen sein. Er muss in sich diesen „hohen Sulfur“ entdeckt, also das Seelische entwickelt haben. Die so entstandenen alchemistischen

Edelstein-Essenzen und das Aurum Potabile helfen dem Anwender, ebenfalls eine derartige Persönlichkeits- und Bewusstseinsentwicklung vollziehen und damit seinen Schwingungszustand erhöhen zu können.

In aller Welt arbeiten fortgeschrittene Alchemisten seit Jahrtausenden daran, Hilfsmittel für diesen Lichtkörper-Prozess zu entwickeln: energetische Arzneien, die die im Menschen angelegten Entwicklungsmöglichkeiten fördern und die Reifung beschleunigen. Schon vor rund 2000 Jahren, so berichtet das Tsan Tung Chi (142 n. Chr.), sei es chinesischen Alchemisten gelungen, durch Einnahme von alchemistisch gewandeltem Gold einen unvergänglichen „Diamant-Körper" zu erhalten. Daraufhin wurden sie die „acht Unsterblichen" genannt: „Das Gold ist von Natur unverderblich; auch ist es von allen Dingen das kostbarste. Wenn der Künstler (der Alchemist) es in seine Lebensführung einbezieht, wird sein Leben ewige Dauer erlangen (...) Wenn das Gold in seine fünf Eingeweide dringt, zerstreut sich der Nebel wie eine Regenwolke, die durch den Wind zerstreut wird (...) Die weißen Haare werden wieder schwarz; die ausgefallenen Zähne wachsen wieder an ihrem Platz. Der schlaffe Geist ist wieder ein Jüngling, von Sehnsucht erfüllt; die hinfällige Greisin ist wieder ein junges Mädchen. Derjenige, dessen Gestalt verwandelt und der den Gefahren des Lebens entronnen ist, trägt die Bezeichnung ‚Wahrer Mensch'."

Literaturverzeichnis

Zur Alchemie:

Aivanhov, Omram Mikhael: *Spiritual Alchemy,* Fréjus 1986
Anonymus: *Aurea Catena,* o.J. (ca. 17.Jhd.)
Arndt, Ulrich: *Schätze der Alchemie – Edelstein-Essenzen,* Emmendingen 2014
Bachmann, Manuel/Hofmeier, Thomas: *Geheimnisse der Alchemie,* Basel 1999
Bernus, Alexander von: *Alchymie und Heilkunst,* Dornach 1994
Böhme, Jakob: *De Signatorum Rerum (1730),* Nachdr.: Peuckert (Hg.), 1960
- ders.: *Werke,* C. Wiedemann (Hg.), Frankfurt 1997
Frater Albertus: *Der Alchemist von den Rocky Mountains,* Frankfurt 1995
Freher, Dionysius A.: *Embleme zu Hieroglyphica Sacra,* 1764
Friedrich, Horst: *Alchemie. Was ist das?,* Hohenpeißenberg, 2002
Fritschi, Hans-Josef: *Spagyrik. Lehr- und Arbeitsbuch,* Ulm 1997
Fulcanelli: *Les Demieures des Philosophales,* o.J.;
- ders.: *Le Mystère des Cathédrales,* Paris 1979;
- ders.: *Mutus Liber,* o.J.
Gebelein, Helmut: *Alchemie – die Magie des Stofflichen,* München 2001
Gichtel, Georg: *Theosophia practica,* 1736
Goggard, David: *Blei zu Gold. Das große Praxisbuch der Geheimen Lehren für Kenner der magischen Künste,* München 2001
Hermes Trismegistos: *Erkenntnis der Natur. Die XVII Bücher des Hermes Tresmegistos, Alethophilo (Hg.),* Neuausgabe nach d. Fassung v. 1786, Sauerlach 1997
Hollandus, Isaacus: *Lapis Vegetabilis,* Straßburg 1681
Hornfisher, Daniel: *Löwe und Phönix,* Braunschweig 1998
Junius, Manfred M.: *Praktisches Handbuch der Pflanzen-Alchemie,* München 1998
Kervran, C.L: *Biological Transmutations,* Barton Manor 1972
Paracelsus: *Sämtliche Werke,* Bischofswiesen 1993;
- ders.: *Mikrokosmos und Makrokosmos. Occulte Schriften,* München 1989
Priesner, Claus/Figala, Karin: *Alchemie. Lexikon einer hermetischen Wissenschaft,* München 1998
Riplaei, Georgii: *Hermetische Schriften,* o.J. (Ende 17. Jhd.)
Roob, Alexander: *Alchemie & Mystik. Das hermetische Museum,* Köln 2002
Sallwight, Gregorius Anglus (Georg v. Welling): *Opus mago-cabalisticum,* Frankfurt 1719
Sincerus, Renatus: *Die wahrhafte und vollkommene Bereitung des philosophischen Steins,* 1710
Sperber, Julius: *Deutsches Theatrum Chemicum,* ca. 1730
Stolcenberg, Stolcius von: *Viridarium Chymicyn,* 1624
Szepes, Maria: *Der rote Löwe,* München 2004
Trismosis, Salomon: *Splendor solis* (15. o. 16. Jhd.)
Valentinus, Basilius: *Triumphwagen des Antimon,* 1604

(Nachdrucke alter alchemistischer Schriften bei : „Edition Frank Schulten“, Hilbornstr. 6, 58636 Iserlohn)

Über Edelstein-Heilkunde, Ayurveda und Pflanzen-Medizin:

Bhattacharyya, Dr. Benoytosh: *Edelstein-Therapie,* Kalkutta 1971
Dow, Jane Ann: *Praktisches Handbuch der Edelstein- und Kristalltherapie,* Interlaken 1993
Gienger, Michael: *Lexikon der Heilsteine,* Saarbrücken 2009
Pahlow, Mannfried: *Das große Buch der Heilpflanzen,* Hamburg 2013

Ros, Dr. Frank: *Geheimnisse ayurvedischer Akupunktur,* Aitrang 1995
Rhyner, Hans-Heinrich: *Das neue Ayurveda Praxishandbuch,* Krummwisch 2004
Tisserant, Robert: *Aromatherapie,* Freiburg 1987

Über Heilige Geometrie und den Heiligen Gral:

Adam, Paul/Wyss, Arnold: *Platonische und Archimedische Körper,* Stuttgart 1994
Adams, George/Whicher, Olive: *Die Pflanze in Raum und Gegenraum,* Stuttgart 1979
Appelt, Otto: *Platons Dialoge. Timaios und Kritias,* Leipzig 1922
Bamford, Christopher, u.a.: *Homage to Pythagoras, Rediscovering Sacred Science,* Hudson 1994
Bernhard, Arnold: *Bewegte Geometrie,* Stuttgart 1999
Börnsen, Hans: *Das geheime Gesetz des Siebenecks,* Stuttgart 1965
Bühler, Walther: *Das Pentagramm und der goldene Schnitt als Schöpfungsprinzip,* Stuttgart 2001
Childress, David Hatcher: *Anti-Gravity and the World Grid,* Stelle 1987
Coczi, György: *Die Kraft der Grenzen,* Stuttgart 2005
Dawkins, Peter: *Europa und das Land des Heiligen Grals,* Schaffhausen 2001
Dimde, Manfred: *Die Gralsverschwörung,* Niedernhausen 1997
Edwards, Lawrence: *Geometrie des Lebendigen,* Stuttgart 1986
Heeren, Axel: *Implosion. Das tönende Programm des Universums,* Wilhelmshaven 1997
Plichta, Peter: *Das Primzahlkreuz,* Bd. I-II, Düsseldorf 1991
Unger, Georg: *Das offenbare Geheimnis des Raumes,* Stuttgart 1975
Wagner, Waltraud: *Naturwissenschaftliche Grundlagen zur biologischen Wirkung des Bauens,* o.O. 1982
Winter, Dan: *Alphabet of the Heart,* Crystal Hill Farm, Eden, o.J.

Über Bewusstseinsentwicklung, Kundalini- und Lichtkörper-Prozess:

Bailey, Alice A.: *Esoterisches Heilen. Eine Abhandlung über die sieben Strahlen,* Genf 1983
Braden, Gregg: *Das Erwachen der neuen Erde. Die Rückkehr einer vergessenen Dimension,* Emmendingen 2009
Greenwell, Bonnie: *Kundalini. Erfahrungen mit der Urkraft der Erleuchtung,* Bergisch Gladbach 1998
Hurtak, J.J.: *Schlüssel des Enoch,* Los Gatos 1990;
- ders.: *Die Merkabah und Heilige Schriften im Licht des Schlüssel des Enoch,* Los Gatos 2001

Pearce, Joseph Chilton: *Der nächste Schritt der Menschheit. Die Entfaltung des menschlichen Potentials aus neurobiologischer Sicht,* Freiamt 1997
Sanella, Lee: *Kundalini-Erfahrung und die neuen Wissenschaften,* Essen 1994
Shah, Idris: *Magie des Ostens,* Köln 1994
Steiner, Rudolf: *Ägyptische Mythen und Mysterien,* Dornach o.J.;
- ders.: *Farbenerkenntnis,* Dornach o.J.;
- ders.: *Das Wesen der Farben,* Dornach 2011

Tachi-ren, Tashira: *Der Lichtkörper-Prozeß,* Freiburg 1998
Tansley, David V.: *Aura-Chakren und die Strahlen des Lebens,* Essen 1994
Teichmann, Frank: *Die ägyptischen Mysterien,* Stuttgart 1999

Verwandte Wissenschaftsthemen:

Arndt, Ulrich: *Kombucha, Kefir & Co – Gesund und fit mit Power-Drinks,* Emmendingen 2014

Arndt, Ulrich: *Spirulina, Chlorella, AFA-Algen – Lichtvolle Power-Nahrung für Körper und Geist,* Emmendingen 2014
Becker, Robert O.: *Der Funke des Lebens. Heilkraft und Gefahren der Elektrizität,* München 1994
Bischof, Marco: *Biophotonen – Das Licht in unseren Zellen,* Frankfurt 2008
Chemey, Margaret: *Nikola Tesla, Erfinder, Magier, Prophet,* Düsseldorf 1997
Coats, Callum: *Naturenergien verstehen und nutzen. Viktor Schaubergers geniale Entdeckungen,* Aachen 2001
Cousens, Gabriel: *Ganzheitliche Ernährung,* Freiburg 2002
Davidson, John: *Das Geheimnis des Vakuums. Die neue Physik aus mystischer Sicht,* Düsseldorf 1996
Doc Childre: *HeartMath – Herzintelligenz* (Schriftenreihe), Kirchzarten 1999
Eggetsberger, Gerhard: *Geheime Lebensenergien,* München 1998
Eliade, Mircea: *Die Religion und das Heilige,* Frankfurt 1998;
- ders.: *Die Prüfung des Labyrinths,* Frankfurt 1987;
- ders.: *Der Yoga des Patanjali,* Freiburg 1999
Endler, P.C.: *Expedition Homöopathische Forschung,* Wien 1998
Endrös, Robert: *Die Strahlung der Erde und ihre Wirkung auf das Leben,* Tuningen 1993
Flanagan, Patrick: *Elixier der Jugendlichkeit,* Ritterhude 1998
Hauschka, Rudolf: *Substanzlehre,* Frankfurt 2007
Hawking, Stephen W.: *Black Holes and Baby Universes,* 1994;
- ders.: *Raum und Zeit,* Reinbeck 2000
Hoffmann, Manfred (Hg.): *Vom Lebendigen in Lebensmitteln,* Hamburg 2000
Hildebrandt, Gunther u.a.: *Chronobiologie und Chronomedizin,* Stuttgart 2013
Kayser, Hans: *Der hörende Mensch,* Stuttgart 1993
Kolisko, Lili: *Physiologischer und physikalischer Nachweis der Wirksamkeit kleinster Entitäten,* Dornach 1997
Kupfer, Karl-Heinz: *Unzerstörbare Energie,* Genf 1987
Meyl, Konstantin: *Elektromagnetische Unverträglichkeit, Teil 1–3,* Villingen-Schwenningen 1996-2001
Motoyama, Dr. Hiroshi/Brown, Rande: *Chakra-Physiologie,* Freiburg 1983
Nieper, Hans A.: *Revolution in Technik, Medizin, Gesellschaft. Konversion von Schwerkraft-Feld-Energie,* Oldenburg 1982
Popp, Fritz-Albert: *Die Botschaft der Nahrung,* Frankfurt 2005
Prestel, Otto: *Theorie der Planetenwellen,* Frankfurt 1995
Schmieke, Marcus: *Das Lebensfeld,* Darmstadt 2012
Schwenk,Theodor: *Das sensible Chaos,* Stuttgart 2010
Senf, Bernd: *Die Wiederentdeckung des Lebendigen,* Aachen 2003
Strzempa-Depré, Michael: *Die Physik der Erleuchtung,* München 1989
Tesla, Nikola: *Seine Werke,* Paiting 1997
Upledger, Dr. John E./Vredevoogd, Jon D.: *Lehrbuch der Kraniosakraltherapie,* Heidelberg,1996
Wachtel, Siegfried/Jendrusch, Andrej: *Der Linksdrall in der Natur,* München 1993
ZDF-Expedition/Graichen, Gisela: *Humboldts Erben,* Bergisch Gladbach 2011
ZDN: *Dokumentation der besonderen Therapieverfahren und natürlichen Heilweisen in Europa,* 5 Bde., Lüneburg 1992

Bildnachweise

Seite 12 Fulcanelli, *Le Mystère des Cathédrales,* Paris 1957
Seite 15 Robert Fludd, *Utriusque Cosmi II,* Frankfurt 1621
Seite 16 Archiv für Kunst und Geschichte
Seite 17 A. Kirchner, *Oedipus Aegyptiacus,* Rom 1652–54
Seite 28 A. Kirchner, *Ars Magna Lucis,* Amsterdam 1671
Seite 32 S. Michelspacher, *Cabala,* Augsburg 1616
Seite 35 C. W. Leadbeater, *The Chakras*
Seite 42 Robert Fludd, *Utriusque Cosmi,* Band I, Oppenheim 1617
Seite 44 Leadbeater/Besant, *Occult Chemistry* 1908
Seite 47 Philipp Ulstad: *Coelum philosophorum,* Straßburg 1527
Seite 52 Pharmazie-Historisches Museum der Universität Basel
Seite 59 D. Stolcius v. Stolcenberg, *Viridarium chymicum,* Frankfurt 1624
Seite 64 J.C. Barchusen, *Elementachemicae,* Leiden 1718
Seite 65 Isaacus Hollandus, *Hand der Philosophen* (1667), Ausgabe Wien 1746
Seite 67 Dionysos A. Freher, Hierglyphica Sacra, in: Jakob Böhme: *Mysterium Magnum* 1764
Seite 78 Dionysos A. Freher, *Paradoxa Emblemata (*18. Jhd.)
Seite 88 Michael Maier, *Atalanta fugiens,* Oppenheim 1618
Seite 91 Chymischer Mondenschein, Frankfurt, Leipzig 1739
Seite 95 Der Compaß der Weisen, *Ketima Vere,* Berlin 1782
Seite 153 D. Stolcius v. Stolcenberg, *Viridarium chymicum,* Frankfurt 1624
Seite 132 Robert Fludd, *Utriusque cosmi II,* Oppenheim 1619
Seite 141 D. Stolcius v. Stolcenberg, *Viridarium chymicum,* Frankfurt 1624

Bezugsquellen

Die alchemistischen Metall- und Edelstein-Essenzen erhalten Sie über:

allesgesunde a+w GmbH
Otto-Raupp-Str. 5
D-79312 Emmendingen
www.allesgesunde.de
Fon: +49-(0)7641/9356-98

und

Amrita GmbH
Schauinslandstr. 136 h
D-79100 Freiburg
www.amrita.de
Fon: +49-(0)761-50 36 15-10